未来の赤ちゃんに出会うために

不妊治療

体外受精の すすめ

改訂4版

成田 収　　　伊藤 知華子

医療法人成田育成会　　医療法人成田育成会
成田産婦人科 理事長　　セントソフィアクリニック 院長

南 山 堂

改訂4版の発刊にあたって

2010年に初版を出版してから13年が経過しました．本書は，不妊に悩むカップルの診療を通して感じたことや，体外受精について必要とされる知識・情報をわかりやすく解説しながらまとめたものです．出版後，多くの方々のご支援を得て，2015年には改訂2版，2019年には3版を出すことができました．

しかし，その後も生殖医療分野の進歩は目覚ましく，新しい出生前診断や卵子・卵巣凍結法の改良，抗ミュラー管ホルモン（AMH）測定の臨床応用場面での普及，子宮移植など新しい技術が次々に発表されてきました．

また，生殖医療分野において遺伝子情報は重要な役割を担うものとなり，着床前遺伝学的検査（PGT）も行われるようになってきました．

日本の生殖医療は世界の進歩に合わせて発展し，その実施回数は世界有数のものとなりましたが，その治療成績はまだ改善の余地を残しています．妊娠・出産を希望する年齢は先進国の中で最も高く，治療開始の遅れは成功率に大きな影響を及ぼしています．

晩婚と晩産化は，日本の少子化の最大の問題であるとともに，不妊治療においても加齢は妊娠・出産を阻む最大の壁となっています．

従来，不妊治療の多くは公的保険の対象外であったため，治療費は自己負担となり，特に高度先進医療の体外受精や顕微授精は，1回数十万円の出費となっていました．体外受精の実施には，高額な治療費と日数を要するため，治療を諦めるカップルが多かったのは事実ですし，不妊治療と仕事の両立に悩む女性も多くいました．

政府はこの事実を踏まえ，不妊治療の保険適用の拡大を決定し，2022年は，わが国における不妊治療の再出発となりました．これは不妊に悩む多くのカップルにとって，大きな喜びとなることと思います．

現在，日本は新型コロナウイルスの流行の影響もあり，婚姻数が大幅に減り，出産数も減少して，人口問題が危機的な状態になると考えられています．

経済的な負担が克服され，出産を希望する人が，安心して子どもを産み育てることができる国づくりが進むことを望みます．

本書を手に取った方々が，余計な不安に惑わされることなく，心に希望とゆとりをもって治療に臨まれ，一刻も早くかわいい赤ちゃんをその胸に抱かれる日が来ることを祈念しています．

2023年1月

成田　収

改訂4版の序

　太古の時代から人間も一つの生き物として，自然の摂理に従い，生殖活動を通して種を保存してきました．しかし近年，先進各国では，環境やライフスタイルの変化などから自然妊娠が困難となっている不妊のカップルは増加しています．

　日本では1986年から施行された男女雇用機会均等法以後，共働き世帯の割合は徐々に増加し，2021年には約70％を占めるようになりました．そして，女性がキャリアアップやポジション維持のため妊娠を計画する時期は先延ばしになり，年齢によって変化する女性ホルモンの増減で影響を受ける大きなライフサイクルがあることは忘れられがちになりました．生き物である以上，寿命があることはわかっていても，赤ちゃんを産む適齢期があることは，日本の教育現場では性教育とともに，なぜかあまり教えられてこなかったからです．

　男女が等しく競争できる時代になっても，月経があり，一月の短い間にもサイクルがある女性と，思春期以降は壮年期までホルモン変動が緩やかな男性とでは，性差があります．それを理解した上で，妊娠を希望するときはお互いへの思いやりをもち，協力と理解をし合っていかなければなりません．

　不妊治療において，WebやSNSから得られる情報は溢れていますが，中には根拠が不明なもの，正しくないものもたくさんあります．有名人が受けた治療やマスコミで取り上げられた情報などは注目されやすいですが，赤ちゃんを望むとき，「他人がどうなのか？」ではなく，一人ひとりが正しい知識をもって自分自身に合った治療を選択していただきたいものです．

　生殖医療の発展は目覚ましく，先進的な治療や検査が臨床応用されてきていますが，まず自分の体を理解することが大切です．不妊治療も万能ではなく，体がもつ力を引き出すものに過ぎません．特に，どうしても抗えない生殖年齢にはリミットがあります．「チャンスの女神は前髪しかない．通り過ぎたらつかまえられない」のです．赤ちゃんを望みながら，一歩を踏み出せない皆さんに，この諺をおくります．赤ちゃんを産めるライフステージに立っていられるのも，人生の限られた時期だけなのです．

　治療の成否で皆さんの価値は何も変わりませんし，十分頑張っています．だからこそ焦ることなく，カップルお二人で協力し，息抜きや楽しみも見つけながら，メリハリをつけて治療に臨まれ，新しい家族を迎える日が来ることを願っています．

2023年1月

伊藤　知華子

初版の序

　瓜食めば　子ども思ほゆ　栗食めば　まして偲はゆ
　いづくより　来りしものぞ　眼交に　もとなかかりて　安眠し寝さぬ

　万葉集にある山上憶良の子を思う歌です.

　子供はどこからやって来る賜物なのでしょうか.

　普通, 夫婦生活を続ければ, 数年を経ずして赤ちゃんが生まれます. しかし, なかなか授からなかったとしたら, その不安と焦りは計りしれないと心が痛みます.

　数十年前, 私が医師になりたての頃, 不妊治療といえば, 排卵誘発剤の投与, 人工授精, 卵管通水法あるいは手術療法くらいしかなく, 日常の不妊診療の中で, 夫婦の期待に沿える成果をあげることができず, 無力さを感じていました. また最近では, 女性のライフスタイルの変化によって晩婚化が進み, 不妊治療は一層困難さを増しています.

　こんな時, 登場したのが生殖革命ともいえる体外受精でした. その後, この新しい医療技術は世界中に広がり, 多くの赤ちゃんの誕生がみられましたが, 一方では, 失望と落胆の中で治療を打ち切り, 去って行った夫婦も少なくありませんでした. 卵子の加齢による妊孕性の低下, 高額な医療費, そして, それを支える社会のサポート体制の不備などが主な要因でした.

　その頃, 長年の大学での研究生活に終止符を打ち, 私的病院で診療を始めました. その中で, 不妊に悩む夫婦の声を身近に聞き, いろいろと感じるところがありました. 以来, 今まで書き留めてきたメモや雑誌に投稿したものをまとめて, 体外受精についてわかりやすく, かつ詳しく解説しながら書き上げたのが本書です.

　書き始めてから, あっという間に1年が過ぎ, やっと上梓することができました. 体外受精を考えていらっしゃる方々に本書を読んでいただき, 余計な不安や焦りに惑わされることなく体外受精に臨まれ, 赤ちゃんを胸に抱かれる日が来ることを心より祈っています.

2010 年 8 月

成田　収

Contents

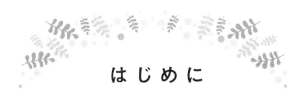

は じ め に

　1978 年 7 月 25 日，イギリス，ランカシャーのオールダムのある病院で，体重 2,600 g の女児が誕生しました．この赤ちゃんはルイーズ・ブラウンと命名され，普通の赤ちゃんと何ら変わったところはありませんでしたが，その誕生の仕方が，当時の世界中の人々を驚かせました．実は，試験管の中で卵子と精子をまぜて発生した受精卵を母親のレスリー・ブラウンさんに移植して，ルイーズ・ブラウンさんが誕生したのです[1]．

　この体外受精は，長い間，赤ちゃんに恵まれない不妊カップルに，大きな夢を与えました．その後 5 年が経過して，1983 年，わが国でも東北大学の鈴木雅洲 博士のもとで，初めて体外受精の赤ちゃんが誕生しました．

　1980 年代初頭には，卵子と精子を同時に卵管内へ移植する，配偶子卵管内移植（GIFT）法[2] が考案され，多数の妊娠例が報告されました．

　1983 年には，オーストラリアで受精卵を 8 分割胚にまで発育させ，凍結・保存し，次いで融解・移植する技術が開発され[3]，同年オランダで，1984 年にはオーストラリアで，健康な赤ちゃんが誕生しました[4]．

　1988 年には，重度の男性不妊に対して顕微授精法が考案され，最初の妊娠・分娩に成功しました．その後，顕微授精法の改良が進み，1992 年，1 個の精子を使い，卵細胞質の中に注入して受精させる卵細胞質内精子注入法（ICSI）が開発され，重度の男性不妊に悩んでいた多くの人たちがその恩恵を受けることができるようになりました[5]．

　そして，体外受精は不妊治療の最終的な手段として定着し，その後の医療技術の進歩とともに，妊娠率は年々向上の道をたどってきました．従来の不妊治療ではとうてい妊娠困難であった多くの難治性不妊のカップルが，赤ちゃんを授かるようになったのです．

　2006 年 12 月，世界初の体外受精児だったルイーズ・ブラウンさんは，自然妊娠で男児を出産し，レスリー・ブラウンさんから孫へと，命の連鎖が体外受精児の出産をはさんで脈々と続いています．

　2010 年 10 月，この体外受精・胚移植法を世界で最初に確立させ，ヒト生殖医療技術に革新的な業績を残したロバート・エドワーズ博士にノーベル生理学・医学賞が授与されました．

　ルイーズ・ブラウンさんの誕生以来，世界中で 800 万人を超える児が体外受精・胚移植法により誕生しており，わが国でも 2019 年までに累計 71 万人あまりの児が誕生しています．

　この本では，今まで長い間不妊治療に通い，まだ赤ちゃんに恵まれていないカップルに，現在の体外受精による不妊治療がどこまで進んできたか，そしてどんな点に問題があるのか，解説していきたいと思います．

第1章

不妊症とは

A 不妊症の定義と実態

　生殖年齢にある男女が避妊をせず一定期間性生活を営んでいるにもかかわらず，妊娠の成立をみない場合を不妊症と呼び，わが国ではその期間を1年としています（▶参考）．

　普通，健康なカップルであれば，避妊しない限り1年以内に80％，2年以内では90％は妊娠するといわれています．

　江戸時代には，儒学者，貝原益軒の著書に基づく『女大学』の「七去の教え」から，「嫁して三年，子なきは去る」の言葉が流布しました．当時としても結婚すれば3年くらいで妊娠すると考えられていたのでしょうか．江戸時代のような封建社会では，子どもに恵まれないのは女性の責任とされ，家督を守るために，このような言葉が語られたのでしょう．しかし，医学が進歩し，男女平等の社会になってくると，男性も積極的に診察を受けるようになり，不妊症の原因が次第に明らかにされ，原因の半数近くが男性にあることがわかってきたのです．

参考 🖎

海外の学会などによる不妊症の定義

　アメリカ生殖医学会（ASRM），世界保健機関（WHO）では1年間，子どもに恵まれない場合を不妊症とし，検査や治療を開始しています．

---

1 年齢とともに高まる不妊症の頻度

　女性は20歳代をピークに，年齢が高くなるにつれ妊孕性は次第に低下し，赤ちゃんに恵まれない不妊のカップルが増えてきます．わが国では，以前は10組のカップルに1組とされていましたが，最近では6〜7組に1組程度とされ，欧米諸国でも同様といわれています．初婚年齢の高齢化に伴い，子宮内膜症や子宮筋腫，排卵障害などの合併頻度が高まってくるからです．さらに，加齢により卵子の数が減り，質も悪くなっていきます．こ

れには，地球環境の悪化と，人々のライフスタイルの変化も大いに関係しているでしょう．

そして不妊治療，特に最先端の体外受精を行っても，36歳ぐらいから妊娠率は急速に低下し，40歳以上では一層顕著になります．流産の頻度は30歳代後半から高まってきます．高齢妊娠では染色体異常の発生頻度が増加するからです．

男性の場合は女性ほど顕著ではありませんが，やはり年齢とともに精子の運動率が低下しますし，性交回数の減少，勃起障害など次第に性機能が衰えていきます．

2 不妊症の原因としての環境汚染

ダイオキシン，ポリ塩化ビフェニル（PCB），農薬など多くの合成化学物質は人体内に入り込み，ホルモンに似た働きをすることでヒトの生殖機能に影響を及ぼします．そのため内分泌撹乱化学物質と呼ばれており，プラスチックなど，日常生活に欠かせない製品からも検出されています．

内分泌撹乱化学物質を長年にわたって摂取すると，男性では自然界の動物と同じように，精子の数の減少や運動率の低下が起こると報告されています．コペンハーゲン大学のスカッケベックは，この問題について調査し，1938年には1億2,000万個/mLあった精子は年々減少し，50年後には6,000万個/mLになったと報告し，大きな反響を呼びました．女性の生殖機能にも影響を及ぼしていることが推定され，子宮内膜症や子宮筋腫の発生，多嚢胞性卵巣症候群による排卵障害の増加が指摘されており，人類を含めて，地球上の動物の生殖能力に対する悪影響が危惧されています[6,7]．

3 性の乱れが及ぼす影響

近年でも風俗や一部の若者の間で不特定多数との性交渉が行われ，クラミジア，ヘルペスウイルス，淋菌，梅毒などによる性感染症がなくなりません．

特にクラミジアは感染力が強く，自覚するような症状も出ないうちに上行感染し，子宮頸管から卵管，腹膜へと進み，卵管炎，腹膜炎を起こしてしまいます．クラミジア感染による卵管閉塞は，卵管形成術を行っても予後が悪く，なかなか疎通性が回復しません．体外受精を行っても，卵管水腫を合併していたり子宮内膜に慢性炎症があると，着床率が極めて低くなります．社会，風俗，性の乱れは不妊カップルの増加に大きな影響を与えているといえます．

4 高まる晩婚化の影響と高齢妊娠

近年，わが国では，少子高齢化が世界でも類をみないほどのスピードで進んでいます．

女性の高学歴志向や社会への参加が進み，晩婚化とともにキャリアアップを志す女性が増え，妊娠・出産年齢も高くなっています．

　このようなライフスタイルの変化は，不妊女性を増加させ，治療を困難にしています（p.6 の ▶コメント ）.

　わが国では初婚年齢の高齢化はこの 50 年間で急速に進みました．1950 年では平均初婚年齢が夫 25.9 歳，妻 23 歳であったものが，2000 年では夫 28.8 歳，妻 27 歳となり，2021 年には夫 31 歳，妻 29.5 歳と高齢化しています（**図 1**）．母親の平均出生時年齢も同様に高齢化が顕著となっています（**図 2**）[8]．

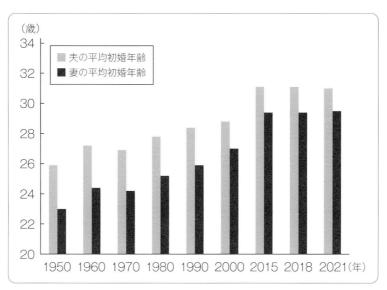

図1　**夫婦の平均初婚年齢の年次推移**

（文献 8）より作成）

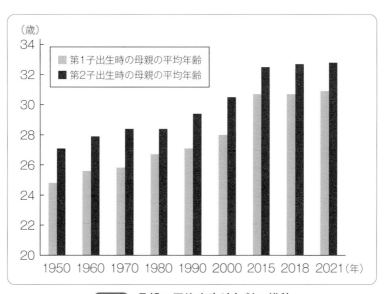

図2　**母親の平均出生時年齢の推移**

（文献 8）より作成）

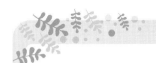

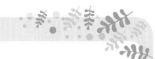

プレコンセプションケアの大切さ

　コンセプションとは「妊娠・受胎」のこと，そしてプレコンセプションケアとは妊娠可能な年齢の男女が将来の妊娠を考え，生活や健康管理を心がけることです.

　2006 年にアメリカでは CDC（アメリカ疾病予防管理センター）が，2012 年には WHO が提唱し，推奨を始めました. 日本でもこの概念を推進するために，2015 年に国立成育医療研究センターがプレコンセプションケアセンターを開設しました.

　医療機関，特に産婦人科では，現在そして将来の妊娠を望む男女やカップルのためにプレコンセプションケアを提供することが重要であると考えます. 基礎疾患をもっている方だけではなく，自分たちが健康であると思っているカップルにも一般的なチェックが必要です.

　国立成育医療研究センターは目安となる，プレコン・チェックシートを作成しています（**表 1**）[9]. 体重管理，栄養，禁煙，アルコール摂取，葉酸の摂取，運動，ストレスの回避，ワクチン摂取，健診などを経時的に行っていき，パートナードクターに受診，相談できる体制も望まれます.

　女性は月経にまつわる健康問題も重要課題です. 月経困難症とは，月経中に起こる病的状態のことで強い月経痛や過多月経などですが，初経以後，このような症状を我慢し，医療介入が遅れることにより，不妊症の原因となる子宮内膜症，子宮筋腫，子宮腺筋症などが進行することが知られています.

　日本では性と生殖への教育が国際基準に到達していないという，低いヘルスリテラシーが最近ようやく周知されるようになってきましたが，晩婚化には歯止めがかかりません.

　コロナ禍もあり，経済格差や教育格差も広がり，結婚，妊娠を望まない若者が増えている一方，晩婚による不妊により不妊治療数は増加し，通院によるキャリアの中断により経済損失を伴う女性の QOL が低下していることも問題となっています.

　特に女性はライフステージにより女性ホルモンが変動するため，年齢によって注意して管理するべき健康問題があることを理解してライフプランを立てていくことが大切です.

B　不妊症の治療はどのように進歩したか

　不妊治療の進歩の歴史的な流れを**表 2** に示します. 今から約 200 年前，1779 年にイギリスのハンターが，夫の精子を妻の子宮に注入して妊娠させる配偶者間の人工授精を行いました. そして 19 世紀に入って，アメリカで夫が無精子症の場合に，第三者からの提供精子を用いた人工授精（AID）が行われるようになりました. わが国では，1949 年に提供精子を用いた人工授精児の誕生が慶應義塾大学で報告されています.

　1950 年代以降になると，スウェーデンのゲムツェルらは，ヒトの脳下垂体から性腺刺激ホルモン（ゴナドトロピン），主として卵胞刺激ホルモン（FSH）を抽出，純化し，排卵誘発に新しい発展をもたらしました.

　1960 年代には合成の非ステロイド性の経口排卵誘発剤クロミフェン（クロミッド®）が登場し，乳漏性無月経症などの高プロラクチン血症の治療薬としてブロモクリプチン

表1　プレコン・チェックシート

女性用
✓適正体重をキープしよう
✓禁煙する．受動喫煙を避ける
✓アルコールを控える
✓バランスの良い食事を心がける
✓食事とサプリメントから葉酸を積極的に摂取しよう
✓150分/週は運動しよう．こころもからだも活発に
✓ストレスをためこまない
✓感染症から自分を守る（風疹・B型/C型肝炎・性感染症など）
✓ワクチン接種をしよう（風疹・インフルエンザなど）
✓パートナーも一緒に健康管理をしよう
✓危険ドラッグを使用しない
✓有害な薬品を避ける
✓生活習慣病をチェックしよう（血圧・糖尿病・検尿など）
✓がんのチェックをしよう（乳がん・子宮頸がんなど）
✓子宮頸がんワクチンを若いうちに打とう
✓かかりつけの婦人科医をつくろう
✓持病と妊娠について知ろう（薬の内服についてなど）
✓家族の病気を知っておこう
✓歯のケアをしよう
✓計画：将来の妊娠・出産をライフプランとして考えてみよう

男性用
✓バランスの良い食事を心がけ，適正体重をキープしよう
✓タバコや危険ドラッグ，過度の飲酒はやめよう
✓ストレスをためこまない
✓生活習慣病やがんのチェックをしよう
✓パートナーも一緒に健康管理をしよう
✓感染症から自分とパートナーを守る（風疹・B型/C型肝炎・性感染症など）
✓ワクチン接種をしよう（風疹・おたふくかぜ・インフルエンザなど）
✓自分と家族の病気を知っておこう
✓計画：将来の妊娠・出産やライフプランについてパートナーと一緒に考えてみよう

（文献9）より）

（パーロデル®）なども開発され，優れた成績が発表されました．

　しかし，何といっても不妊治療の中での画期的な進歩は，体外受精・胚移植法の成功でした．そしてその体外受精を中心に，次々に新しい関連の技術（たとえば，顕微授精，胚の凍結保存・融解法など）が発展し，従来の方法ではとうてい望み得なかった難治性不妊の人々の妊娠が現実のものとなってきたのです．

　特筆すべきは顕微授精の進歩です．精子所見が極端に悪い人では，たとえ体外受精を行っても受精させることができず，妊娠をあきらめざるを得ない場合がありました．

　しかし，1992年にベルギーのパレルモらによって開発された卵細胞質内精子注入法（イクシー［ICSI］）によって，1個の精子があれば受精させることが可能となり，妊娠・出産への道が開けてきたのです．さらに，精液中にまったく精子を認めない無精子症の男性でも，精巣あるいは精巣上体から精子を回収し，顕微授精の技術を使って妊娠させること

表2　不妊治療の進歩

1779 年	配偶者間人工授精（ハンターによる）
1884 年	提供精子を用いた人工授精（アメリカ）
1949 年	提供精子を用いた人工授精児の誕生（慶應義塾大学）
1950 年代	ヒト下垂体性性腺刺激ホルモンの臨床応用（ゲムツェルによる）
1960 年代	経口排卵誘発剤，クロミフェンの開発
	卵管マイクロサージェリーの発展（顕微鏡下手術）
	子宮内膜症のダナゾール療法の登場
	高プロラクチン血症の薬物療法（ブロモクリプチン，テルグリド）
1978 年	体外受精・胚移植法で世界初の妊娠・分娩（ステプトウとエドワーズによる）
	ルイーズ・ブラウンさんの誕生
	子宮筋腫，子宮内膜症の治療薬，性腺刺激ホルモン放出ホルモン（GnRH）の開発
1983 年	わが国最初の体外受精児誕生（東北大学，鈴木による）
	受精卵（胚）の凍結保存・融解法の成功とその後の妊娠（トロウソンによる）
1984 年	配偶子卵管内移植（GIFT）法で最初の分娩（アッシュによる）
1988 年	顕微授精法（透明帯開孔法，囲卵腔内精子注入法）の開発と妊娠・分娩
1989 年	わが国最初の凍結受精卵による妊娠・出産（東京医科歯科大学市川総合病院）
1992 年	卵細胞質内精子注入法（ICSI）による最初の分娩（パレルモによる）
1997 年	胚盤胞移植で成功（ガードナーによる）
1998 年	凍結卵子での妊娠・出産とその後のガラス化凍結法の発展
〜	抗ミュラー管ホルモン（AMH）の測定法の確立と臨床応用
	タイムラプスモニタリングシステムの導入
2006 年	がん・生殖医療（oncofertility treatment）の提唱と普及
2010 年	体外受精技術発展に寄与したとしてエドワーズがノーベル生理学・医学賞受賞
2013 年	新型出生前診断（NIPT）を共同臨床研究として国内で導入
2014 年	子宮移植を受けたスウェーデンの女性（36 歳）が体外受精で出産に成功
2018 年	着床前診断が国内で研究から医療行為として開始
2020 年	ゲノム編集の新たな技術を開発したシャルパンティエ，ダウドナがノーベル化学賞受賞
2022 年	不妊治療への保険適用の拡大開始

も可能になってきました．

　また，医療機器の進歩も不妊治療に大きな力となりました．超音波診断装置（エコー），特に経腟超音波断層法が導入され，卵巣の腫瘍，子宮内膜の異常，子宮筋腫，子宮内膜症などを的確に診断できるようになり，不妊の原因解明に大きな力となりました．

　腹腔鏡機器と技術の進歩にも目覚ましいものがありました．腹腔鏡下手術に保険が適用され，不妊女性の経済的・身体的負担も軽くなりました．子宮内膜症や骨盤内炎症による卵管，卵巣の癒着の剝離や，原因不明不妊の解明，異所性妊娠（子宮外妊娠），卵巣嚢腫の摘出なども比較的容易に行えるようになったのです．

　加えて，体外受精の分野でさらに新しい技術，研究成果が報告されてきました．配偶子卵管内移植法（ギフト［GIFT］法とも呼ばれます），胚盤胞への胚の発育を可能にした培養液の進化，補助孵化（アシスティッドハッチング［AH］）など新しい技術が開発されてきました．

　近年では，胚の凍結法について従来の緩慢凍結法に代わって，ガラス化凍結法が導入され，また，着床前遺伝学的検査（PGT），着床前胚染色体異数性検査（PGT-A）の有用性について，多施設での評価・研究が進められています．

　抗ミュラー管ホルモン（AMH）の測定法の確立と導入により卵巣予備能を推定することができるようになり，体外受精での卵巣刺激法に応用されています．

　受精卵，胚凍結以上に難しい卵子の凍結・融解法も確立し，がんの治療前に採卵し，凍結保存して妊孕力の維持を図るがん・生殖医療（oncofertility treatment）も広がりつつあります．

　このように生殖医療は日進月歩で，より確実に安全に赤ちゃんが生まれてくる機会が増えてきたのです．

C　不妊症の原因となる疾患 ― どんな疾患が増えているのか

　女性の社会への進出，高学歴化などが晩婚化をもたらし，女性が一生のうちに出産する子どもの数を表す合計特殊出生率は次第に低下してきました．そんな女性のライフスタイルの変化につれ，子宮内膜症，子宮筋腫，クラミジア感染症，排卵障害などが増加し，不妊の原因として注目を浴びています．

　子宮内膜症が最近，特にクローズアップされてきたのは，腹腔鏡検査，経腟超音波診断装置の普及により診断技術が向上し，従来，原因不明不妊と思われていたのが実は子宮内膜症であったと，正確に診断できるようになったためです．また，子宮内膜症の治療手段としてホルモン療法とともに腹腔鏡下子宮内膜症手術が普及し，本疾患に対する関心が高まったことも一因と考えられています．

　一方で，近年のストレス社会，地球環境汚染の進行とともに男性不妊も増加しています．不妊原因としての男性因子の割合は，従来考えられていたより大きな部分を占めることがわかってきています．男性不妊のための治療は薬物療法から人工授精，体外受精，顕微授精へと発展してきました．以前はほとんど妊娠が絶望的と思われた重度の男性不妊も，顕微授精法の出現によって治療法の最終段階へと進み，成果があげられてきました．また，勃起障害（ED）も，性機能改善薬シルデナフィル（バイアグラ®），バルデナフィル（レビトラ®）などが登場して効果をあげています．

　このように，時代とともに変わる生活習慣，社会環境は，不妊の原因を多様化させ，また，治療法も著しく進歩してきました．

　不妊の原因として**表3**のような疾患があります．これらの疾患は，不妊治療の検査過程で次第に明らかになっていきますが，外来の一般検査では，最後までなぜ妊娠しないのか原因を特定できない場合も少なくありません．これを原因不明不妊と呼んでおり，さらに詳しい検査が必要です．腹腔鏡検査，染色体・遺伝子検査などがその代表的なものです．

表3　不妊の原因

男性側の原因	女性側の原因	カップル両方の原因
① 造精機能障害 　　無精子症 　　乏精子症 　　精子無力症 　　奇形精子症 　　精液過少症 　　精索静脈瘤 　　停留精巣 ② 精路閉塞 ③ 性交障害 　　勃起障害 　　射精障害 ④ ホルモン異常 　　低ゴナドトロピン性性腺機能低下症（MHH） 　　高プロラクチン血症 ⑤ 染色体および遺伝子異常 　　クラインフェルター症候群 　　47XYY 症候群 　　アンドロゲン不応症候群 　　Y 染色体微小欠失 　　カルマン症候群 ⑥ 副性器の炎症 　　精巣上体炎 　　膿精液症 　　前立腺炎	① 視床下部－下垂体－卵巣系の障害 　　無排卵性月経または無月経 　　希発月経 　　黄体機能不全 　　卵巣嚢腫 　　多嚢胞性卵巣症候群 　　高プロラクチン血症 ② 甲状腺・副腎疾患 ③ 卵　管 　　卵管狭窄，閉塞 　　卵管周囲癒着 　　卵管水腫 ④ 子宮体部 　　子宮筋腫 　　子宮腺筋症 　　子宮内膜ポリープ 　　慢性子宮内膜炎 　　先天性子宮形態異常（双角子宮，重複子宮，凹底子宮） 　　子宮腔内癒着（アッシャーマン症候群） ⑤ 子宮頸部 　　粘液分泌不全 　　子宮頸管炎 ⑥ 骨盤内炎症・癒着 　　クラミジア感染症 ⑦ 子宮内膜症 　　（チョコレート嚢胞） ⑧ 染色体異常 　　ターナー症候群 　　トリプル X 症候群	① 免疫性不妊 　　精子不動化抗体 ② 性の不一致 　　（性交障害，性交不能，性交回数の減少など） ③ 染色体異常 　　均衡型転座，ロバートソン転座など ④ 先天性副腎過形成
原因不明不妊		

第2章

妊娠に必要な条件と不妊症の検査

　妊娠成立に必要な最低条件は，①女性が排卵していること，②卵管が通過していること，③男性の精液中に十分な精子が存在し，子宮内に入っていけることです（**図3**）.

　女性が妊娠に対してできる一番簡単な習慣は，基礎体温の測定です. ストレスになるとか，生活リズムが安定しないとかで記録していない方も増えてきましたが，妊娠を計画しているときにはお金もかからず，月経周期の情報が得られるので，できるなら続けたほうがよいとおすすめしています. その他に超音波検査，子宮卵管造影検査，性交後試験（ヒューナーテスト），ホルモン検査などがあります（**表4**）.

　男性側の検査では，精液検査を先に受けましょう. 精子の数，運動率，奇形率などが受精・妊娠に大きくかかわっているからです.

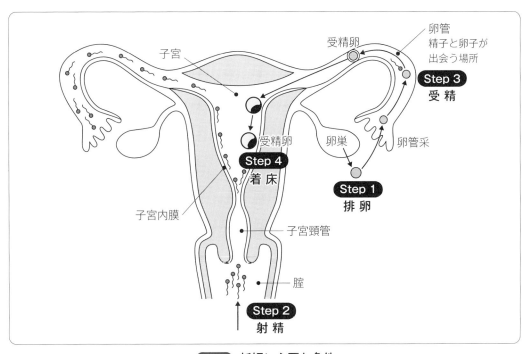

図3 妊娠に必要な条件

表4 不妊女性に対する検査

① 基礎体温測定
② 経腟超音波検査（卵胞発育，胞状卵胞数 [AFC] 測定，子宮内膜の厚さと形状，子宮形態異常，子宮筋腫，子宮腺筋症，子宮内膜ポリープ，卵巣嚢腫，チョコレート嚢胞など）
③ 卵管疎通性検査（子宮卵管造影検査，卵管通水・通気検査）
④ ソノヒステログラフィー（SHG）
⑤ 性交後試験（性交後頸管粘液内精子数検査と頸管粘液検査）
⑥ 抗精子抗体検査
⑦ ホルモン検査
  ・下垂体性性腺刺激ホルモン（FSH，LH）とその負荷テスト
  ・乳汁分泌ホルモン（プロラクチン [PRL]）とその負荷テスト
  ・卵胞ホルモン（エストラジオール [E_2]）＊ ・甲状腺刺激ホルモン（TSH）
  ・黄体ホルモン（プロゲステロン [P_4]） ・甲状腺ホルモン（FT_3，FT_4）
  ・抗ミュラー管ホルモン（AMH）   ・男性ホルモン（テストステロン [T]）
  ・経口ブドウ糖負荷テスト（OGTT）   ・副腎皮質ホルモン（DHEA-S）
⑧ クラミジア感染症の検査（抗原と抗体価検査）
⑨ 子宮鏡検査
⑩ 腹腔鏡検査
⑪ 子宮鏡下選択的卵管通水検査
⑫ MRI 検査

＊エストロゲン（卵胞ホルモン）には，主にエストロン（E_1），エストラジオール（E_2），エストリオール（E_3）があり，中でもエストラジオール（E_2）が最も活性が強く，エストロゲン＝エストラジオール（E_2）として表記されることも多い

A 女性側の一般的な検査

1 基礎体温測定

　基礎体温（BBT）の測定は，卵巣の働きを知るために重要な手段です．卵巣には多くの卵胞があり，下垂体性性腺刺激ホルモン，主に卵胞刺激ホルモン（FSH）の作用によって発育し始め，卵胞ホルモン（エストラジオール [E_2]）を分泌し始めます．やがて多くの卵胞のうちの1個の卵胞が成熟し，黄体化ホルモン（LH）の働きにより卵胞が破裂し排卵が起こります．排卵後，卵胞は黄体を形成し，黄体ホルモン（プロゲステロン [P_4]）を分泌し，基礎体温は上昇して，高温相を示すようになります．これを黄体期（分泌期）と呼んでいます．黄体はやがて退縮し，月経が始まり，月経周期が終わります（**図4**）．高温相を示さず低温相だけが続き月経が始まる場合は排卵が起こっておらず，無排卵性月経と呼んでいます．

　月経周期とは，月経開始日より起算して次の月経開始前日までをいい，通常25〜38日の間にあります．そこで24日以内に月経が発来した場合には「頻発月経」，39日以上で発来した場合は「希発月経」と呼んでいます．また，これまで続いていた月経が3か月以上みられないときは「続発無月経」と呼んでいます（**表5**）．

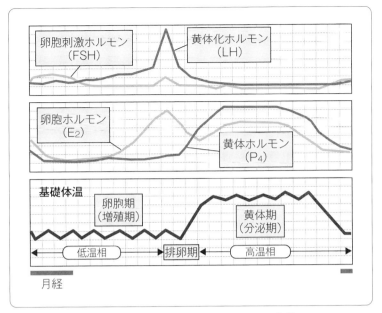

図4 正常な基礎体温とホルモン分泌

表5 月経周期の分類

・**正常月経**…………周期が 25〜38 日の間にあり，その変動が 6 日以内
・**頻発月経**…………周期が短縮し，24 日以内で発来した月経
・**希発月経**…………周期が延長し，39 日以上で発来した月経
・**不整周期月経**……上記の正常周期に当てはまらない月経周期
・**続発無月経**………これまであった月経が 3 か月以上停止したもの
・**原発無月経**………満 18 歳になっても初経が起こらないもの

a 基礎体温でわかること

基礎体温で，月経を以下の①〜⑤などに分類することが大切です．

① 月経の周期が 25〜38 日ごとに始まっていて，低温相（増殖期）と高温相（分泌期）に分かれていて排卵が起こっている正常月経周期か．

② 基礎体温表が低温相ばかり続いていて高温相がなく月経が始まる無排卵性月経か．

③ 月経周期が 24 日以内に起こる頻発月経か，あるいは 39 日以上も月経が起こらない希発月経か．

④ これまで起こっていた月経が 3 か月以上も無月経となっている続発無月経のときは，その無月経が卵巣にある程度の卵胞が存在し，卵胞ホルモンを分泌していて子宮内膜も発育している第一度無月経か．

⑤ あるいは卵巣にまったく発育卵胞がなく，子宮内膜も薄い第二度無月経か．

第一度無月経は黄体ホルモン単独で出血（消退性出血といいます）が起こりますが，第二度無月経では卵胞ホルモンを併用してはじめて出血が起こります．クロミフェンなどの

経口排卵誘発剤は第二度無月経に無効なことが多く，通常は性腺刺激ホルモン（FSH/hMG）剤の投与が必要です．

b 基礎体温の測り方

　朝，起床前のまだ活動を開始していない安静時に，口腔内舌下に体温計を入れ，約5分間測定します．なるべく朝の一定の時間に測定することが好ましく，トイレなどへ起き出す前に床の中で測ります．基礎体温表には，月経周期，性交日，性器出血，下腹部痛の有無，頸管粘液が増えてきた日などを記録しておきましょう．

2 経腟超音波検査

　腟内に経腟プローブを挿入し子宮や卵巣の位置，形態などをモニターに描出して観察する経腟超音波検査はスクリーニングとして必須の検査であり，多くの情報が得られます．
　子宮では，子宮内膜の厚さや状態（増殖期像，分泌期像），子宮内膜ポリープ，子宮筋腫や子宮腺筋症の大きさ，位置，数などを，卵巣では，卵胞の発育を観察することにより，排卵や黄体形成などを知ることができ，さらに卵巣腫瘍，子宮内膜症性嚢胞（チョコレート嚢胞），骨盤内の精査では異所性妊娠（子宮外妊娠）や癒着の有無の診断にも有用です．
　月経から排卵期に向かって卵胞は徐々に発育し，排卵期近くなると20mm前後になり，排卵すると黄体が観察されます．

3 卵管疎通性検査

　子宮卵管造影検査（HSG）は，子宮内腔の形や大きさ，卵管の走行，疎通性，狭窄，卵管水腫の有無だけでなく，卵管周囲の癒着など多くの情報が得られる検査法です．ヨード含有の油性あるいは水溶性の造影剤（X線に写る）を，バルーンカテーテルを用いて子宮頸管を通して子宮内に注入した後，X線撮影をします．子宮卵管造影検査は卵管性不妊症の診断に重要であることは言うまでもなく，子宮筋腫，子宮内膜ポリープなどの子宮内腔の変形，人工妊娠中絶や流産後の外傷性子宮内腔癒着（アッシャーマン症候群），卵管水腫，弓状凹底子宮，中隔子宮，双角子宮などの子宮形態異常の有無を診断することができます（図5，p.94も参照）．
　ヨードアレルギーや甲状腺疾患がある場合など，この造影剤を使用できないときには，生理食塩水を超音波下に通す卵管通水法や通気法が簡易的に以前から行われています．また，生理食塩水と空気の混合液を，カテーテルを通して注入して超音波下に卵管の疎通性を確認する方法もありますが，いずれも子宮内腔の形態や卵管周囲癒着に関しての情報は子宮卵管造影検査に劣ります．ネット情報で痛みを心配して検査を躊躇する患者さんもいらっしゃいますが，従来の方法とは違いカテーテルも細く，造影剤の注入速度を調節すれば，疼痛を訴える方は少ないです．

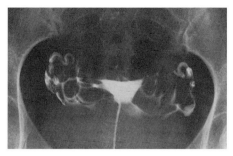
a. 正　常

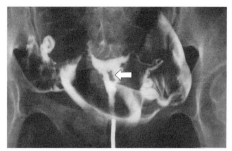
b. アッシャーマン症候群

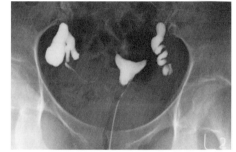
c. 卵管水腫

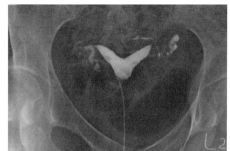
d. 双角子宮

図5 子宮卵管造影検査画像

4　ソノヒステログラフィー（SHG）

　日本語訳がないのですが，超音波下子宮造影検査といったところでしょうか．

　子宮腔内に突出している子宮粘膜下筋腫，子宮内膜ポリープ（**図6**）などを診断するために，経腟超音波下にカテーテルで生理食塩水を注入し子宮内病変を描出する方法です．外来で簡単に行うことができる有用な検査です．その後，確定診断のために子宮鏡検査をすることもあります．

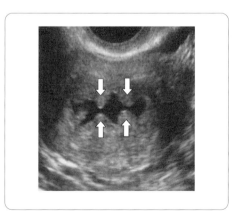

図6 子宮内膜ポリープ
子宮腔に生理食塩水を注入し，超音波造影法で子宮内膜ポリープ（⇦）を認める．子宮内膜ポリープは，その位置と大きさ，数によっては着床不全の原因となる．

5 性交後試験（ヒューナーテスト）

　排卵当日の朝に性交を行い，腟内，子宮頸管粘液内に運動精子がいるかどうか調べる検査です（**図7**）．普通，性交後2〜4時間たって採取した頸管粘液を顕微鏡で検査し，視野内の運動精子を数えます．また，性交の9〜14時間後に観察するという指針もあり，検査当日の朝，勤務の都合などで性交が行えないときには，検査日前夜に性交をもちます．WHOの指針では，性交の9〜14時間後に採取した頸管粘液を高倍率（×400倍）で観察し，直進運動精子が1個でも存在すれば陽性と判定するとされています[10]．

　精液検査で精液所見が悪い場合は，性交後試験も不良なことが多く，また，性交のタイミングが合わなかったり，粘液量が少なかったり，抗精子抗体が陽性の場合など，運動精子を認めないことがあります．クロミフェン（クロミッド®）などの経口排卵誘発剤の投与を5〜6周期も繰り返し受けている場合，粘液量が減少し粘液も不良になることがあるので判定には注意を要します．

　最近は，性交後試験が不妊症のスクリーニング検査として推奨されなくなっています[11,12]が，タイミング療法が有効かどうかを判断するには有用な検査といえます．

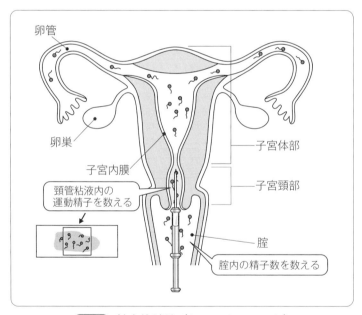

卵管

卵巣

子宮内膜

頸管粘液内の
運動精子を数える

子宮体部

子宮頸部

腟

腟内の精子数を数える

図7 性交後試験（ヒューナーテスト）

6 抗精子抗体検査

　抗精子抗体は，女性の血液中や子宮頸管粘液，卵管分泌液に認められることがあり，女性が抗精子抗体をもっていると，精子の子宮頸管から子宮内腔，卵管への遡上が障害されることが知られ，これが不妊原因となっていることもあります．まず，処理した精子を直

接子宮内に注入する人工授精が試されますが，抗体価が高く妊娠が成立しない場合には，体外受精やさらに顕微授精へとステップアップしていきます．抗精子抗体は男性の精液中にも認められることがあり，精子の運動率や卵子との受精能の低下が起こります．この場合も体外受精での妊娠が難しく，顕微授精が必要となることがあります．

7　ホルモン検査

a　卵巣ホルモンと視床下部－下垂体－卵巣系ホルモンの測定と負荷テスト

月経周期では，卵巣ホルモンとその分泌を調節する上位の下垂体からの性腺刺激ホルモン（FSH，LH），さらにまたその上位の視床下部からの性腺刺激ホルモン放出ホルモン（GnRH）の間には，密接な関係が成り立っており，互いに分泌を調節し合っています．このシステムをフィードバックシステムと呼び，ロングフィードバック，ショートフィードバックなどに分けています（図8）．

月経周期3日目にFSH，LHの測定とGnRHを投与し，その反応によって視床下部－下垂体－卵巣系の障害部位を診断することができます．また，高温相には黄体ホルモンの測定を行って黄体機能の診断に役立たせます．ホルモン検査をはじめ，多くの検査は，月経周期の変動に合わせて適切な時期を選んで測定する必要があります．甲状腺や副腎の機能の異常が疑われる場合は，それぞれのホルモンを測定することになります．

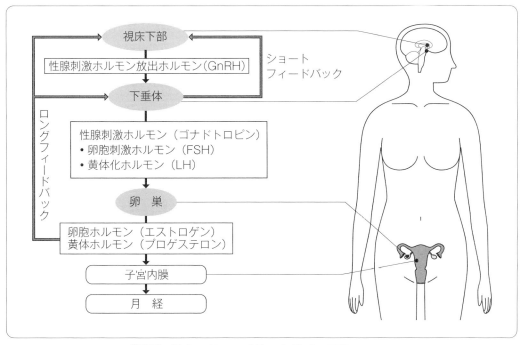

図8　視床下部－下垂体－卵巣系の調節システム

ⓑ プロラクチン（PRL）の測定と負荷テスト

　乳汁分泌ホルモン（プロラクチン［PRL］）の分泌が亢進していると乳汁漏出，排卵障害，無月経を認めることがあります．プロラクチン値の正常上限は測定系によって異なるので確認が必要ですが，月経周期3〜7日目で30 ng/mL 以上の高値を示した場合，高プロラクチン血症と呼び，治療が必要です．ブロモクリプチン（パーロデル®）を毎日服用したり，最近ではカベルゴリン（カバサール®）を毎週1回服用したりして治療します．特にプロラクチンが100 ng/mL 以上の極めて高い値を示す場合には，プロラクチン産生下垂体腺腫を疑い，CT や MRI 検査を行う必要があります．下垂体腺腫を認めた場合はハーディ手術（腺腫摘除術）を行います．経口避妊薬（OC），胃腸薬，向精神薬などの服用による薬剤性高プロラクチン血症の場合には，薬剤の服用を中止します．

　高プロラクチン血症を認めた場合，甲状腺刺激ホルモン放出ホルモン（TRH）に対する下垂体のプロラクチン分泌能を調べるため，卵胞期初期に TRH 500 µg を徐々に静注しプロラクチン分泌の反応をみる検査もあります．シーハン症候群，プロラクチン産生下垂体腺腫，潜在性高プロラクチン血症の鑑別診断に用いられます．

ⓒ 甲状腺ホルモンの測定

　甲状腺は首の前面にある蝶が羽を広げたような形の器官で，甲状腺ホルモン（T_4，T_3）を分泌し，下垂体から分泌される甲状腺刺激ホルモン（TSH）の作用により血液中に放出されています．甲状腺機能異常症では，月経不順や排卵障害がみられ，不妊症，不育症との関連がよく知られています．特に不妊女性の10人に1人は潜在性甲状腺機能低下症といわれ，その場合，抗甲状腺自己抗体の検査が必要となります．潜在性甲状腺機能低下症とともに抗甲状腺自己抗体陽性を伴う女性では，レボチロキシン（チラーヂン®S）を投与し，治療を行います．

　そこで日常の臨床の場では，甲状腺機能の異常が疑われる女性には遊離型の FT_3 と FT_4 の測定とともに TSH の測定も同時に行って診断に役立たせています（▶ 参考 ）．

参考 ✍

甲状腺機能の異常を疑う所見
❶ 甲状腺機能亢進症を疑う所見
　発汗増加，頻尿，手指振戦，眼球突出，びまん性甲状腺腫大 など
❷ 甲状腺機能低下症を疑う所見
　無気力，疲れやすい，動作緩慢，便秘，寒がり など
　※明らかな甲状腺機能低下症を認めた場合，流早産のほか，児の知能発育遅延を起こす可能
　　性がある．

d 男性ホルモンと副腎皮質ホルモンの測定

　成人女性においても，男性ホルモンが高値を示し，排卵障害やにきび，多毛，肥満など の症状を示す疾患があります．多嚢胞性卵巣症候群や副腎性器症候群の女性は，しばしば 上記の症状を示し，不妊の原因になっています．

　男性ホルモンは，卵巣と副腎から分泌され，卵巣からはテストステロンやアンドロステ ンジオンが，副腎からはデヒドロエピアンドロステロン（DHEA）やその抱合型が分泌さ れ，過剰分泌では前述のような障害を起こします．テストステロンは普通，月経周期の 3～7日目に採血して測定します．

B 女性側の特殊検査

1 子宮鏡検査（ヒステロスコピー）

　子宮鏡には硬性鏡と，弾力があってしなる性質のファイバースコープ（軟性鏡）があ り，検査では主に直径4mmほどと細く子宮腔内への挿入が比較的容易なファイバース コープを用います（図9）．

　超音波やソノヒステログラフィーで区別が難しい子宮内膜ポリープと子宮粘膜下筋腫の 鑑別や大きさ，突出度，位置の診断，中隔子宮，子宮内腔癒着（アッシャーマン症候群） の程度と治療方針の決定にも有用です．

　また最近，反復着床不全の原因として注目されている慢性子宮内膜炎診断の一助にもな ります．

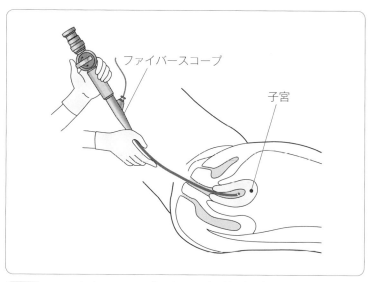

ファイバースコープ

子宮

図9　ファイバースコープによる子宮鏡検査（ヒステロスコピー）

2 腹腔鏡検査

　腹腔鏡は胃カメラなどと同じ内視鏡検査の一種で，お腹の中を実際に観察する検査法です．全身麻酔をかけ，お臍のあたりを1cmほど切開し，「鈎」という器具を挿入して腹壁を内側から釣り上げるか，炭酸ガスで膨らませてお腹の中に空間を確保し，腹腔鏡という細長いカメラを入れて腹腔内をモニターに映し出される映像を見ながら観察します（**図10**）．不妊症の原因はいろいろありますが，はっきりした原因が特定されない不妊症は原因不明不妊と呼ばれています．しかし，腹腔鏡でお腹の中を観察すると，外来の診察ではわからなかった小さな癒着や腹膜にできている小さな子宮内膜症などを発見することもできます．原因不明不妊の約4割以上に腹腔鏡で原因が判明したとの報告もあります[13, 14]．

　子宮内膜症や卵管，卵巣周囲に卵子のピックアップ障害が見つかったりした場合は，そのまま腹壁にさらに切開を追加し，鉗子や電気メス，超音波メスなどの手術器具を挿入し，疾患に適した手術を行うこともあります．若年齢の長期不妊症患者さんでは，術後自然妊娠の確率も高いため意義の高い検査であるといえます．不妊治療中に腹腔鏡下手術の対象となる主な疾患について**表6**に示します．

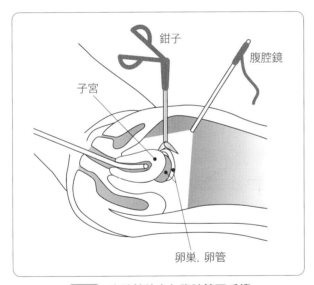

図10 腹腔鏡検査と腹腔鏡下手術

表6 腹腔鏡手術で対象となる疾患

- 子宮内膜症
- 卵管周囲癒着，通過障害
- 子宮筋腫
- 卵管水腫
- 多嚢胞性卵巣
- 卵巣嚢腫
- 異所性妊娠（子宮外妊娠）

3 子宮鏡下選択的卵管通水と卵管鏡下卵管形成術（FT）

　子宮卵管造影検査で卵管の根元（子宮付着部側）での閉塞と診断された場合，何らかの原因により本当に卵管が閉塞している場合と検査中の卵管の反射的な収縮，けいれんなどで実際には通過しているのに卵管閉塞に見えてしまう場合があります．より詳しく卵管の通過性を確認するために，また，軽い癒着が卵管の根元にあった場合，閉塞した卵管の通

過性を回復させるために行われるのが子宮鏡下選択的卵管通水です．卵管因子は女性不妊症の原因として 30〜40％ と最も頻度が高く[15]，すぐに体外受精を考えがちです．しかし，子宮鏡下選択的卵管通水は同時に子宮内腔の観察もでき，疼痛も少なく，通常は無麻酔で外来検査として行うことができて，通過が確認できれば自然妊娠の可能性が回復するなど有用な検査，治療の選択肢です．

　子宮鏡下選択的卵管通水やさらに腹腔鏡で卵管通過性が確認できない場合は，体外受精にステップアップするか，自然妊娠を強く希望する場合は卵管鏡下卵管形成術（FT）を検討することもあります．これは卵管の根元から卵管鏡とカテーテルを挿入し，内蔵されたバルーンで詰まった卵管を広げる治療方法です．術後半年以内で 30％ が妊娠したとの報告もあります[16]．

4　糖負荷とインスリンの測定

　糖代謝異常やインスリン抵抗性があると不妊の原因となり，排卵障害や着床不全が起きることがあります．肥満，糖尿病や多嚢胞性卵巣症候群の女性は検査を受けましょう．絶食して採血し，空腹時血糖値とインスリン値を表7の計算式に当てはめて HOMA-R を算出します．

　HOMA-R は，インスリン抵抗性の程度を示す指標としてよく用いられます．通常，1.6以下は正常で，2.5 以上になるとインスリン抵抗性ありと診断され，治療の対象となります．

表7　HOMA-R の計算式

HOMA-R ＝空腹時インスリン値 × 空腹時血糖値 ÷ 405

C　男性側の検査と治療

1　精液の検査

　ストレス社会，社会環境の悪化が原因なのでしょうか，近年，男性不妊が増えています（図11）．ある統計では，不妊の 40〜50％ は男性にも問題があると報告されており，精液の検査はとても重要な検査です．国土が狭いわが国では，ダイオキシンなどの内分泌撹乱化学物質の汚染によるヒト生殖機能の障害が現れやすいとの指摘もあります．

　男性としてのプライドから，検査して結果が悪かったらと考えると，精液検査を受けることを躊躇しがちです．しかし，現在では精子が極端に少なくても，顕微授精の進歩によって妊娠できる時代になりました．

WHO では，2021 年に男性の精液所見の参考値として**表 8** のように正常下限値を示しています．また，**表 9** のような精液所見の表現方法をも示しています．精子の形態分類についてはクルーガーらの厳密な基準による判定が取り入れられています．

確かにこの基準を下回っていれば妊孕性は低下しますが，決して妊娠できないわけではありません．もっと少ない，精子濃度が 1 mL 中に 500 万個以下でも妊娠したカップルもいます．1 回の検査で値が悪かったからといって落胆しないでください．精液検査は少なくとも 1 か月以内に 2 回行って，妊孕性を評価する必要があります．

近年は顕鏡目視ではなく，精子運動解析システム（SMAS）が広く用いられています．

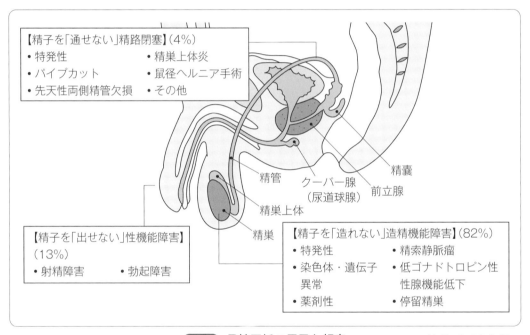

【精子を「通せない」精路閉塞】(4%)
• 特発性　　　　　• 精巣上体炎
• パイプカット　　• 鼠径ヘルニア手術
• 先天性両側精管欠損　• その他

精管　クーパー腺　前立腺　精嚢
（尿道球腺）

精巣上体

精巣

【精子を「出せない」性機能障害】
(13%)
• 射精障害　　• 勃起障害

【精子を「造れない」造精機能障害】(82%)
• 特発性　　　　　• 精索静脈瘤
• 染色体・遺伝子　　• 低ゴナドトロピン性
　異常　　　　　　　性腺機能低下
• 薬剤性　　　　　• 停留精巣

図 11 　男性不妊の原因と頻度　　　　　　　　　（文献 17）より作成

表 8 　正常精液下限値所見（WHO，2021）

精液量	1.4 mL 以上	（1.3〜1.5）
pH	7.2 以上	
精子濃度	16×10^6/mL 以上	（15〜18）
総精子数	39×10^6	（35〜40）
総運動率	42% 以上	（40〜43）
前進運動率	30% 以上	（29〜31）
正常形態率	4% 以上	（3.9〜4.0）
精子生存率	54% 以上	（50〜56）
白血球	1.0×10^6/mL 未満	

（　　　）内は 5 パーセンタイル値と 95% 信頼区間．

（文献 10）より作成

表9　精液所見の表現方法

aspermia	無精液症	精液なし（なしまたは逆行性射精）
asthenozoospermia	精子無力症	前進運動精子が基準の下限以下
asthenoteratozoospermia	無力奇形精子症	前進運動と正常形態精子が基準の下限以下
azoospermia	無精子症	射精液中に精子を認めない(評価法を使用して定量限界)
cryptozoospermia	不定型無精子症または高度乏精子症	射精液中に精子を認めないが，遠心分離をした沈殿中では認められる
haemospermia	血精液症	射精液中に赤血球が含まれる
leukospermia	白血球精液症または膿精液症	射精液中に基準値以上の白血球が含まれる
necrozoospermia	死滅精子症	射精液中の生存率が低く，不動精子率が高い
normozoospermia	正常精液	総精子数と前進運動率，正常形態率が基準内か下限以上
oligoasthenozoospermia	乏無力精子症	総精子数と前進運動率が基準の下限以下
oligoasthenoteratozoospermia	乏無力奇形精子症	総精子数，前進運動率，正常形態率が基準の下限以下
oligoteratozoospermia	乏奇形精子症	総精子数と正常形態率が基準の下限以下
oligozoospermia	乏精子症	総精子数が基準の下限以下
teratozoospermia	奇形精子症	正常形態率が基準の下限以下

（文献 18）より）

2　その他の精子機能検査

　通常の精液検査（精液量，精子濃度，精子運動率，正常形態率）で異常を認めず，女性側の検査にも特に異常がない場合，一般精液検査では精子機能を十分反映できていない可能性が指摘されています．

　精子のDNAが損傷を受けている割合（断片化率）が高いと受精率や妊娠率が低くなることが報告されており，人工授精で妊娠が難しく，体外受精でも受精率が低くなることがわかってきています[19]．

　このため，さらに詳しく精子機能検査を行うことがあり，①精子クロマチン構造検査（SCSA），②精液抗酸化力検査（TAC）などがあります．その他の精子機能検査には，③精子膨化試験（HOST），④アクロビーズテスト，⑤精子生存試験，⑥ハムスターテストなどがあります（ ▶ 参考 ）．

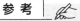

特殊な精子機能検査

❶ 精子クロマチン構造検査（SCSA）

精子が酸化ストレスなどのダメージを受けると精子の DNA が損傷することがあり，損傷した DNA をもつ割合を DNA 断片化指数（DFI）で測定します（**図12**）.

（ⅰ）高 DNA 染色性

DFI の中で未熟な精子の割合で，この値が高い（10％以上）場合は，人工授精より体外受精で妊娠率が高いと報告されています.

（ⅱ）DFI 高値

30％以上では変性精子が多いため，人工授精より体外受精，体外受精より顕微授精の方が受精率，妊娠率が高いと報告されています.

❷ 精液抗酸化力検査（TAC）

精子の DNA の損傷は活性酸素が原因と考えられ，酸化ストレスに対抗する力が抗酸化力です. 精液中に抗酸化物資がどの程度含まれているか測定するのがこの検査です.

❸ 精子膨化試験（HOST）

精子を低浸透圧の液につけて，精子尾部の変化を調べる検査です. 尾部全体が大きく膨化しているものほど，精子の膜機能が良好で，正常精子では膨化率 50％以上であると考えられます. また，精液中に不動精子しか認められない場合にも，精子の生存性を確認するために行われることがあります.

❹ アクロビーズテスト

精子は卵子と受精する準備のために，先体反応が起きなければなりません. アクロビーズテストは，先体反応が起きている精子と結合する特殊なビーズを使用し，先体反応の出現している程度を調べる検査です. アクロビーズ値が高いと，体外受精において受精率が高く，逆に低い場合には受精障害の確率が高いと考えられます.

❺ 精子生存試験

運動精子のみを集めた後，24 時間以上培養を行い，どれだけの精子が生存しているかを調べる検査です. 36 時間陽性例は自然妊娠可能で，陰性の場合には精液所見が正常でも，人工授精や体外受精が必要と考えられます.

❻ ハムスターテスト

透明帯を取り除いたハムスター卵子に精子が侵入できるかにより，受精能力があるかどうかを調べる検査で，受精能力を最も反映すると報告されています.

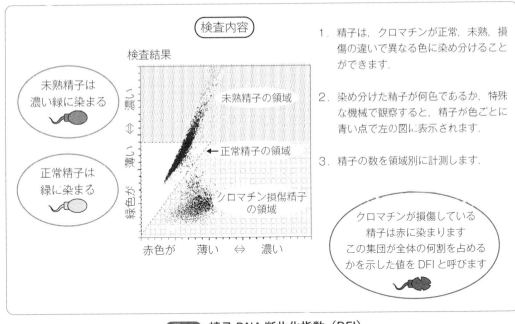

検査内容

検査結果

未熟精子は
濃い緑に染まる

正常精子は
緑に染まる

未熟精子の領域

← 正常精子の領域

クロマチン損傷精子
の領域

緑色が　薄い ⇔ 濃い

赤色が　薄い ⇔ 濃い

1. 精子は，クロマチンが正常，未熟，損傷の違いで異なる色に染め分けることができます．

2. 染め分けた精子が何色であるか，特殊な機械で観察すると，精子が色ごとに青い点で左の図に表示されます．

3. 精子の数を領域別に計測します．

クロマチンが損傷している
精子は赤に染まります
この集団が全体の何割を占める
かを示した値を DFI と呼びます

図 12　精子 DNA 断片化指数（DFI）

（文献 20）より）

3　男性不妊の治療

原因により，薬物療法や手術療法が選択されます．

a　性機能障害

①抗うつ剤：逆行性射精に対してアモキサピン．

② PDE-5 阻害薬：勃起障害（ED）治療薬のシルデナフィル．

③射精障害：誤ったマスターベーションが原因で性交できない男性も増えています．
　　　　　器具を使ったトレーニングをすることもあります．

④人工授精（後述）

b　造精機能障害（軽度の場合）

①生活習慣の改善

　服用薬剤（高尿酸血症治療薬，炎症性腸疾患治療薬，育毛剤など），喫煙習慣，アルコール過剰摂取，体内の抗酸化を考え揚げ物の多い食事などについては，無理のない範囲で見直すのも大切です．

　また，精巣は熱に弱いため，長風呂やサウナ，膝の上のパソコンの使用も避けたいものです．精巣が圧迫される長時間のバイクも，せめて妊活中はやめたいものです．

②薬物療法

　精子数が少なく，精子の運動率が低い場合の薬物療法としてビタミンE（トコフェ

ロール）やビタミンB_{12}（メコバラミン），漢方薬などが用いられますが，明確な有効性は確認されていません．

③ホルモン療法

　低ゴナドトロピン血症に対して FSH/hMG 剤，hCG 剤などの投与が行われています．実際に適応がある人は 2～3% 以下とあまり多くありませんが，先天性の場合，治療前は無精子症であっても著明な精液所見の改善が見込める数少ない疾患といわれています．

④人工授精（後述）

⑤精索静脈瘤に対する手術

　精索静脈瘤は精巣から戻ってくる静脈に瘤ができ，流れが滞るために精巣の温度が上がって精子の形成と運動率が悪くなる疾患です．

　精子の DNA 断片化や男性ホルモンの低下，陰嚢痛などの原因になり，自然妊娠だけでなく，不妊治療の成績を低下させます．

　手術は，精索静脈瘤があり，現在または将来の挙児を希望しているが，精子形成障害をきたしていて，痛みや違和感がある症例に対して行います．逆流の原因となっている精巣の静脈を結紮しますが，その位置によって高位結紮術と低位結紮術があります．一般的には，手術用顕微鏡を用いた顕微鏡下精索静脈瘤手術が多く行われるようになっています．すべての人が自然妊娠できるほどに所見が改善するわけではありませんが，術後再発率も少なく，精子形成能の改善による精液所見の改善により体外受精を含めた妊娠率の向上が期待されます．

C 造精機能障害（高度の場合）

　従来は精液所見が極端に悪い，重度の精子無力症や乏精子症の男性では人工授精までの一般不妊治療では妊娠しませんでした．現在では，顕微授精の進歩により，精子の数が極端に少なかったり，精子無力症があったり，精子の正常形態率が低くかったりしても妊娠することが可能になりました．現在の顕微授精の技術はそこまで進歩したのです．

　無精子症の診療手順については**図 34**（p.63 を参照）のように行います．

4　人工授精（AIH）とは

　精子の数が少なく，運動率が低く，奇形率の高い（＝正常形態率が低い）精液所見がみられ，なかなか妊娠できない場合，精子を子宮腔内に直接注入して，妊娠成立を目指す方法を人工授精（AIH）といいます（**コメント**，**図 13**）．しかし，その適応は少なくとも片側の卵管の疎通性があることが条件となります．

　また，精液所見が正常であっても，カップルのタイミングがなかなか合わない，性交後試験の結果が不良，勃起障害，射精障害，性交痛などの原因がある場合にも人工授精を行います．

　2022 年 4 月から人工授精は保険適用となり，密度勾配遠心法やスイムアップ法などに

より精子の前処理を適切に実施することが条件とされています.

　密度勾配遠心法は, 成熟精子と比較して未成熟精子や死滅精子の比重が軽いことを利用して, 成熟精子を遠心分離し回収する方法です. また, スイムアップ法は精子の運動性を利用した回収方法ですが, 精子の運動率が低い場合は推奨されません.

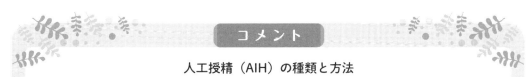

人工授精（AIH）の種類と方法

　AIH は, artificial insemination with husband's semen の略語です. 子宮腔内人工授精（IUI）と頸管内人工授精（ICI）があり, 通常は IUI が行われますが, カテーテルの挿入困難例では ICI も選択されることがあります（**図13**）.

　日本では施行する施設が減っていますが, 無精子症患者さんで選択肢となる提供精子を用いた人工授精を, AIH と区別して, AID（artificial insemination with donor's sement）と呼びます.

人工授精のタイミング

　人工授精を自然の排卵周期で行う場合と, クロミッド®や性腺刺激ホルモン（FSH/hMG）剤で卵巣を刺激して行う方法があります. 特に後者の性腺刺激ホルモン剤との併用では妊娠率が上昇したとの報告があります. ただこの場合, 多胎妊娠や卵巣過剰刺激症候群の発生に注意しながら慎重に行うことが必要です.

　また, 自然周期で行う場合は基礎体温を測定し, 低温期が続き排卵日が近づくと頸管粘液が次第に増えサラサラとなってきて, 超音波検査で卵胞の大きさを測定すると, 直径が18〜20 mm くらいまでに発育しています. やがて排卵が始まるので性交のタイミングをとるか, あるいは人工授精を受けるようにします.

　排卵検査薬で尿中の黄体化ホルモン（LH）を調べると, より正確に排卵日を予測することが可能です. LH 陽性日をはさんで前後 3 日間くらいが最適です.

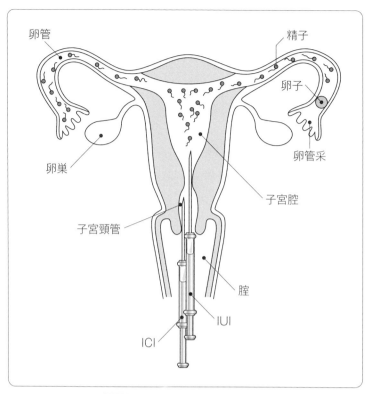

図13 人工授精（AIH）の種類

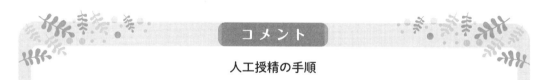

人工授精の手順

　精液は，自宅あるいは院内で採精してもらい，精子を検査室で調整した後，カテーテルで子宮腔内へゆっくり注入します．人工授精の適応は年齢，不妊期間を考慮し，3〜6 周期くらいとします．無計画に長期間にわたって行っていると，貴重な時間を失うことになります．

卵子と精子の寿命

　排卵した卵子の寿命はわずか 1 日．この間に卵管采から取り込まれ，精子との出会いを果たさなければなりません．

　精子は，射精により腟内から子宮頸管を通って卵管膨大部に向かって上昇を開始します．体内での精子の寿命は 3〜7 日間くらいで，卵子の受精可能時間に比べて長いとされています．このため，性交や人工授精（AIH）のタイミングは LH 陽性日をはさんで前後 3 日間くらいです．あまり長い期間，禁欲をしているとかえって精液所見が悪くなります．

　近年，精液所見の悪化だけでなく，勃起障害，射精障害などが増え，男性の生殖能力が低下しているといわれています．肥満，糖尿病に罹患している男性は運動，ダイエットなどで体調管理に努めましょう．また，喫煙，過度の飲酒も精液所見に悪影響を及ぼすとされています．バランスのよい食事をとり，運動し，睡眠不足，ストレス過多や過労に陥らないよう，生活習慣に留意し，健康的な生活が送れるように心がけましょう．

第3章

体外受精・胚移植法とは

A 体外受精の定義と適応

　体外受精で，世界で初めて誕生した赤ちゃんは試験管ベビーと呼ばれました（ ▶ コメント ）．それは，卵子と精子を試験管の中で混ぜ合わせて受精させ，さらに培養を続けて，その受精卵を胚の状態にして子宮へ戻して妊娠させたことからきています．卵子は排卵直前に，採卵針で採取します．そして受精し分割し始めた受精卵（胚）を，人工授精と同じように腟の方から子宮頸管を経て，子宮内に戻します．このように体外受精とは，卵子と精子の受精が女性の体内（卵管）ではなく，体外で行われることから名付けられたのです（図14）．

　体外受精が世界的に普及し，数百万のカップルがその治療を受けるようになりました．技術的にも安定し，信頼性も高まってきました．十数年間も病院に通い，さまざまな不妊治療を受けても妊娠することができず，体外受精を受け，初めて赤ちゃんに恵まれたカップルの数は決して少なくありません．しかし，現代の魔法の杖ともいうべき体外受精も万能な治療法ではありません．妊娠率をさらに向上させるためには，今後，改善しなければならない技術的な課題も残っています．

コメント

一般不妊治療と生殖補助医療（ART）

　2022年4月より，政府の方針で不妊治療の保険適用が拡大されました．それ以前から保険でできる検査や治療もありましたが，保険適用外となっていたタイミング法や人工授精も「一般不妊治療」として保険診療でできるようになりました．そして，さらに生殖補助医療（ART）にも保険が適用されました．

　生殖補助医療とは，体外受精，顕微授精などその他の生殖医療をまとめた総称で，妊娠成立を目的とするヒトの卵子や精子または受精卵の体外操作を含めたすべての治療や処置のことをいいます．体外受精（IVF），顕微授精（ICSI）と子宮内胚移植（FT），配偶子卵管内移植（GIFT），配偶子と受精卵の凍結保存，卵子と受精卵の提供，そして代理出産などが含まれますが，今回わが国で保険適用となったのは，パートナー間の狭義の体外受精・胚移植です．また，保険診療はカップルの同意のもと，治療計画を立てて進めていくのが条件です．

　本章では，生殖補助医療という用語を用いず，一般に広く認知されている「体外受精」という語を用いて筆を進めていきます．

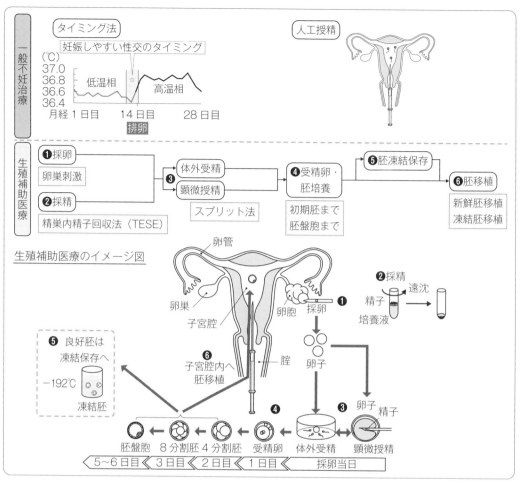

図14 体外受精（顕微授精）・胚移植法

1 体外受精を受ける前に

　体外受精を受ける前に，不妊の原因はどこにあるのかを系統的に検査し（第2章を参照），それに基づいて正しい治療を受けることが大切です．今まで受けてきた治療の中にも優れたものは多いはずです．まずそれらの治療を振り返り，自分に適切であったかどうか考え，主治医に相談してみましょう．セカンドオピニオンを受けられるのもよいと思います（▶▶コメント）．

　一方，今までの治療にいつまでも固執し，だらだらと通院を続けていると加齢とともに妊娠する条件がどんどん悪くなることも事実です．妊娠のための重要な因子の中でも，母体の年齢は特に大きな役割を占めています．30歳代後半頃から卵子の老化・減少により妊孕性は急速に低下していきます．どこかの時点では，思い切って体外受精を受ける決心をしなければならなくなることでしょう．

　それでは，体外受精・胚移植はどんな方法なのか，また，その治療成績，副作用などについて順を追って記述していきましょう．

コメント

体外受精を決心する前に

　不妊治療施設を受診してすぐ体外受精をすすめられたときには，少し立ち止まって考えてみましょう．今までに十分な検査と治療が行われてきたか，果たして体外受精の適応か，体外受精の妊娠率，生産分娩率，費用などはどのくらいか，そしてその施設の実績，スタッフの数，採卵室，培養室などの設備の精度管理が行き届いているかなどについて調査し，十分な説明を受けたのちに決めてください．保険適用にはなりましたが，体外受精は身体的にも，精神的にも負担が大きいからです．

2　体外受精の適応

　体外受精は一般の不妊治療ではなかなか妊娠できない難治性の不妊に対して行われる治療法です．左右の卵管を両方とも切除していたり，淋菌やクラミジア感染症などで卵管が完全に閉塞している卵管性不妊の女性は，体外受精の絶対的適応例です．

　また，子宮内膜症のため，ホルモン治療，腹腔鏡下手術や開腹手術などの治療を長期間受けていても妊娠できなかった女性も適応例です．

　精子の奇形率が高く，数や運動能力が極端に悪くて，人工授精を長期間にわたって繰り返し受けても妊娠しなかった重度の男性不妊の場合は，顕微授精でしか妊娠を期待できません．

　このほか，不妊に対してさまざまな検査を行っても原因がわからず，長期間不妊治療を続けても妊娠できない原因不明不妊，あるいは，精子に対する抗精子抗体が認められる免疫性不妊などに対しても，体外受精により，良好な妊娠率が得られるようになりました（**表 10**）．

　不妊治療は，**図 15** に示すように検査と治療を続けながら治療内容を次第にステップアップしていき，妊娠しない場合，最終的に体外受精に踏み切っていきます．

　体外受精を受けることのできる人（被実施者）は，2014 年 6 月には，日本産科婦人科学会の会告で示された「体外受精・胚移植に関する見解」により，「挙児を強く希望する夫婦で，心身ともに妊娠・分娩・育児に耐え得る状態にあるものとする」[21] となりました．

表10　体外受精（IVF）の適応症

① 卵管性不妊	⑤ 免疫性不妊
② 子宮内膜症	⑥ 原因不明不妊
③ 排卵障害	⑦ その他
④ 男性不妊	

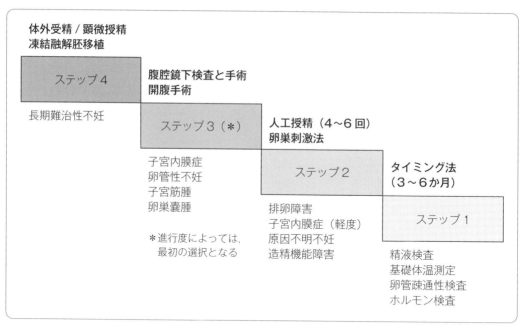

図15 不妊とステップアップ治療

すなわち被実施者について従来の「婚姻しており」の語句が削除され，単に「夫婦」と変更されました．同様に胚の凍結保存期間についても，「被実施者が夫婦として継続している期間であってかつ卵子を採取した女性の生殖年齢を超えないこととする」[22]となり，社会情勢の変化により夫婦のあり方に多様性が増した結果，法的な意味で正式に婚姻している夫婦に限るという条件はなくなりました．

B 採卵前に必要な検査

　体外受精を行うに際し，笑気ガスによる迷妄麻酔あるいは軽い静脈麻酔をかけ採卵室で採卵するので，一般小手術と同じようにあらかじめ貧血や肝機能検査，B型・C型肝炎ウイルス，エイズウイルス（HIV）などの感染の有無，心電図，出血凝固機能などの検査を行っておきます．

　そして，いよいよ卵巣刺激を開始するにあたって，刺激法を選択する上で重要な指標となる抗ミュラー管ホルモン（AMH，p.36を参照），血中卵胞ホルモン（E_2），卵胞刺激ホルモン（FSH）を測定します．

　また，超音波検査で胞状卵胞を数え，両側卵巣に黄体や嚢胞の遺残がないかを確かめて卵巣刺激を開始します（表11）．

表11　卵巣刺激法を開始するにあたってのチェック項目

① **血液検査**
　血液型検査（ABO 型，RH 型），赤血球数，白血球数，血小板数，
　血色素量，ヘマトクリット値 など
② **感染症検査**
　B 型肝炎ウイルス，C 型肝炎ウイルス，エイズウイルス（HIV），
　梅毒 など
　淋菌，クラミジア感染症
③ **ホルモン検査**
　抗ミュラー管ホルモン（AMH），FSH と LH の基礎分泌値，E_2 値
④ **出血時間，凝固能検査（PT，APTT）**
⑤ **超音波検査**
　子宮内膜の厚さ，子宮内膜ポリープの有無 など
　卵巣の機能性／非機能性嚢胞・黄体の遺残・チョコレート嚢胞の
　有無 など
　卵管水腫の有無
⑥ **腟細菌症，子宮頸管炎の有無 など**
⑦ **胚移植の難易**
⑧ **心電図**

C　体外受精の流れ

　体外受精の手順は，調節卵巣刺激，または，自然周期の卵胞発育観察と採卵，精液の採取と調整，体外受精／顕微授精，胚移植，胚の凍結と保存，黄体期の管理，そして妊娠の判定へと進んでいきます．

　最近では，胚の凍結融解法の技術が進歩し，凍結融解胚の移植の頻度も増加しています．採卵後，初期胚あるいは胚盤胞での凍結，そして次の段階の融解胚移植では，自然排卵周期，あるいはホルモン補充周期での移植があります．

　採卵日になりそうな日が仕事と重なり都合が悪くなったとき，月経周期を調節するためのホルモン剤を処方してもらい，月経開始日を変更して採卵日を遅らせる方法を検討します．しかしこの場合，性腺刺激ホルモン（FSH/hMG）剤の投与期間や投与量が増えたりすることがあります．

　また，35 歳以上の高齢女性に自然周期法を行う場合，予期していた日より早く卵胞が発育し排卵してしまい，卵が得られないことがあるため，前周期の黄体期や卵胞期早期よりモニタリング（卵胞の計測と LH 測定）を行う必要があります．

体外受精の流れをフローチャートにすると以下のようになります（**図16**）.

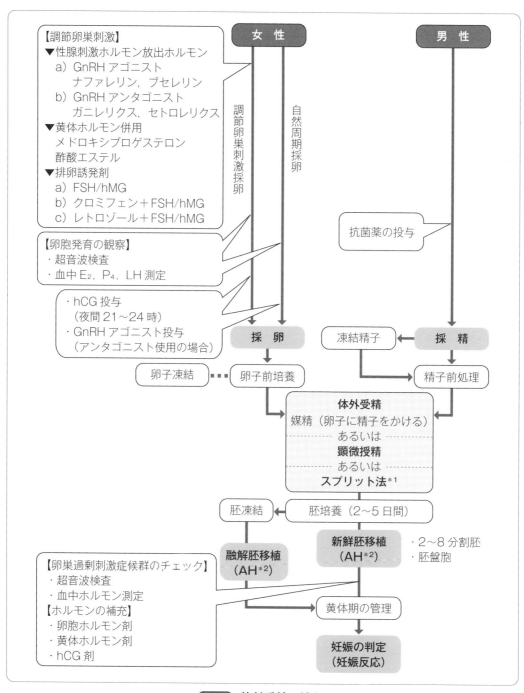

図16 体外受精の流れ

＊1：スプリット法（p.63 を参照）.
＊2：AH：補助孵化（アシスティッドハッチング）（p.72 を参照）.

第4章

体外受精の実際①
調節卵巣刺激（COS）とは

A なぜ卵巣刺激を行うのか

性成熟期の女性では，通常1つの月経周期に1個の卵子が成熟し，排卵します．世界で最初に体外受精で生まれたルイーズ・ブラウンさんも自然月経周期での採卵でした．その後，生殖医療の技術革新が進む中，この自然月経周期での採卵では採卵数が少なく費用対効果の面で問題があり，次第に性腺刺激ホルモン放出ホルモン（GnRH）のアナログ（アゴニスト・アンタゴニスト製剤）と性腺刺激ホルモンを併用した調節卵巣刺激（COS）に代わっていきました．この方法によって多くの卵胞を同時に発育・成熟させ，1回の採卵で多数の卵子を得ることができるようになりました．

近年，技術が上がり，良好胚培養が可能となってきたため，日本産科婦人科学会の見解（p.75）により，受精した胚の中から原則1個を移植し，残りの良好胚は凍結するよう勧告されています．冷凍保存しておけば，新鮮胚移植が不成功に終わったときは保存してある胚を融解して移植することができるので，結果として1回の採卵で複数回の移植が可能となり，高い累積妊娠率が期待できます．

しかし，卵巣を刺激して多数の卵胞を発育させることは卵巣過剰刺激症候群（OHSS）の発生を招き，また，多胎妊娠の増加をもたらしたことから，この卵巣刺激法を問題視する報告も現れ，自然月経周期での採卵あるいは低卵巣刺激法（MOS）を推奨する施設も出てきました．

B 卵巣刺激法の選択に必要な 卵巣予備能の検査

卵巣の老化，あるいは機能の低下を示す最初の徴候は，月経周期の変調から始まり，卵巣の大きさも次第に小さくなって胞状卵胞数（AFC）も減少していきます．抗ミュラー管ホルモン（AMH）の分泌低下に続いて卵胞刺激ホルモン（FSH）分泌値の上昇，インヒビンβ分泌値の低下などが起こってきます．抗ミュラー管ホルモンの測定は，卵巣の加齢による変化をより正確に知ることができるようになりました．

卵巣刺激法の選択にあたっては，**表12**に示すような項目を参考にして決定します．

表12 卵巣刺激法の選択時に考慮すべき項目

① 女性の年齢, 体重, 子宮内膜症・多嚢胞性卵巣症候群, 糖尿病などの
　合併症, 過去の体外受精歴, 卵巣の手術歴
② 卵巣容積, 胞状卵胞数 (AFC)
③ FSH (卵胞刺激ホルモン)・AMH (抗ミュラー管ホルモン)・E_2 (エストラジオール) の分泌値

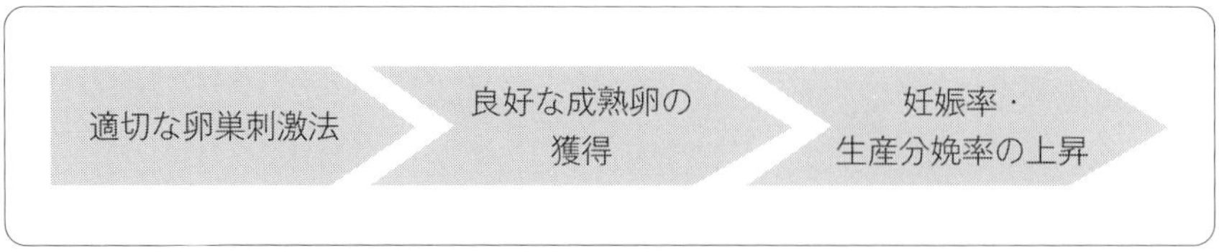

| 適切な卵巣刺激法 | 良好な成熟卵の獲得 | 妊娠率・生産分娩率の上昇 |

図17 適切な卵巣刺激法の選択の重要性

　適切な卵巣刺激法を選択することによって, 良好な成熟卵を多く採取できれば, 妊娠率・生産分娩率の上昇が期待できます (図17).

　また, 卵巣刺激法を行うにあたって, 卵巣が低反応卵巣でないかどうかを確認することは, 治療の予後を決める重要な問題となります. 2011年, ヨーロッパ生殖医学会では卵巣刺激を行うにあたって, ボローニャの基準として以下の3つの項目をあげて, このうち2つ以上の項目を満たしたものを低反応卵巣と定義して, その治療予後が厳しいことを示しました[23].

　Ⅰ. 母体年齢が40歳以上であるか, あるいはその他の低反応卵巣にかかわるリスク因子を有しているもの.

　Ⅱ. 通常の卵巣刺激で採卵数が3個以下のもの.

　Ⅲ. 胞状卵胞数 (AFC) が7個未満, あるいは抗ミュラー管ホルモン (AMH) が1.1 ng/mL未満であるような卵巣予備能の低下を認めたもの.

　この他にも, 反応不良な患者に対して系統的に検査を行った結果, FSH分泌が10 mIU/mL以上の高値で, 採卵直前のエストロゲン値が50 pg/mL以下であるときなどは十分な卵子数が採取できないことなどが知られています.

1 抗ミュラー管ホルモン (AMH) の測定

　AMHは前胞状卵胞と胞状卵胞の顆粒膜細胞から分泌されるホルモンで, 閉経が近づくにつれて卵子数が次第に減少することにより, その分泌量は徐々に低下していきます. そして妊娠の可能性が低くなる閉経5年前には, 個人差はありますがAMHは測定できない程に低値となります (▶ 参考, 図18, 19).

参考

AMHの特徴

❶ 卵巣内に残されている卵子数の目安になります.

❷ 月経周期内での変動が少なく，FSHの変動に先行して低下するので，卵巣の予備能を知る上で重要な指標となります.

❸ 加齢とともに低下しますが，個人差があり若年女性でも低い場合や高齢女性でも高い場合があり，測定値から「卵巣年齢」の推定はできず，閉経を予測することもできません.

❹ 採卵できる卵子の数とよく相関しますが，卵子の質を示すのではなく，体外受精の受精率，妊娠率とは必ずしも一致しません. 低値であっても良質な卵子が得られれば妊娠・出産を十分に期待できます.

❺ 卵巣嚢腫，チョコレート嚢胞などで卵巣の手術を受けた女性や，がんのため化学療法・放射線療法などを受けた女性では，AMHは一般的に低値を示します.

❻ 多嚢胞性卵巣症候群の女性では，比較的高値を示します.

❼ 現在，最も信頼できる卵巣予備能検査で体外受精の開始時の卵巣刺激法の選択に利用されています.

（文献24）より作成）

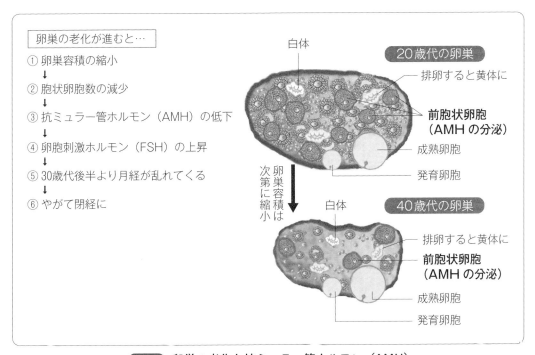

卵巣の老化が進むと…

① 卵巣容積の縮小
　↓
② 胞状卵胞数の減少
　↓
③ 抗ミュラー管ホルモン（AMH）の低下
　↓
④ 卵胞刺激ホルモン（FSH）の上昇
　↓
⑤ 30歳代後半より月経が乱れてくる
　↓
⑥ やがて閉経に

白体

20歳代の卵巣
　排卵すると黄体に
　前胞状卵胞（AMHの分泌）
　成熟卵胞
　発育卵胞

次第に卵巣容積は縮小

白体

40歳代の卵巣
　排卵すると黄体に
　前胞状卵胞（AMHの分泌）
　成熟卵胞
　発育卵胞

図18　卵巣の老化と抗ミュラー管ホルモン（AMH）

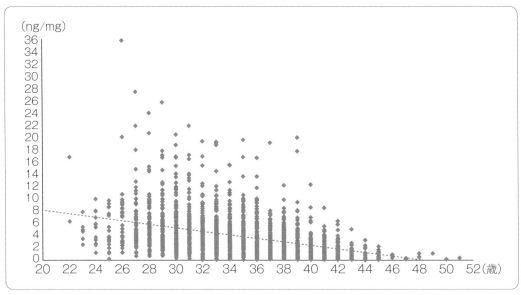

図19 年齢別の抗ミュラー管ホルモン（AMH）値

（成田産婦人科, セントソフィアクリニック：2019.12.1～2021.11.30）

2 胞状卵胞数（AFC）の測定

　前胞状卵胞以降の卵胞発育は性腺刺激ホルモンに依存しているため，超音波検査により胞状卵胞数（AFC）を測定し，どのくらいの卵胞が発育し，卵子が採卵できるかを推定することが可能です．ただし，その測定数は必ずしも正確ではありません．

3 卵胞刺激ホルモン（FSH）の測定

　下垂体から分泌される FSH は卵胞刺激作用を有します．上位中枢の視床下部，下位の卵巣からの性ホルモンの変動を受け，フィードバックシステムの中で調節されており，月経周期によって異なった値を示します．FSII は年齢とともに高くなり，閉経が近づくと 40 mIU/mL 以上にもなります．

4 インヒビン β の測定

　下垂体前葉からの FSH 分泌を特異的に抑制します．前胞状卵胞，胞状卵胞の顆粒膜細胞より分泌される分子量 32,000 のタンパクホルモンとされ，卵巣機能の低下とともにその基礎分泌値は低下し，FSH の上昇をもたらすと報告されています．インヒビン β の測定により，卵巣の予備能を知ることができます．ただし，測定は一般的には行われていません．

C 抗ミュラー管ホルモン（AMH）値を参考にした卵巣刺激法

　保険適用にもなり，AMH値を参考にして卵巣刺激法を選択することがスタンダードになりました.

　AMHは月経周期内変動が少なく，発育してくる卵胞数と比較的相関性が保たれていることが多いため，卵巣予備能を知るにはFSHよりも有用な指標であると報告されています（**表13**）.

表13 抗ミュラー管ホルモン（AMH）値と卵巣刺激法のタイプ

AMH 値	卵巣刺激法	特　徴
1.0 ng/mL 未満	自然周期法 低卵巣刺激法 アンタゴニスト法 ショート法	・どの年齢においても反応不良となることが多い ・特に 0.5 ng/mL 未満のときは 3 個を超える卵胞発育を期待することは難しい ・hMG 剤を投与する場合，初期投与量は高用量となる
1.0〜3.4 ng/mL	アンタゴニスト法 ロング法 黄体ホルモン併用法	・FSH/hMG 剤の投与量は年齢によって異なるが，中用量となることが多い
3.5 ng/mL 以上	アンタゴニスト法 低卵巣刺激法 黄体ホルモン併用法	・多数の卵子が採取される可能性がある．一部には多嚢胞性卵巣症候群が含まれており，卵巣過剰刺激症候群の発生が予想される ・FSH/hMG 剤の投与量は低〜中用量となることが多い ・アンタゴニスト法が選択されることが多く，卵巣過剰刺激症候群の発生を防ぐために hCG 剤の投与に代えて GnRH アゴニストで LH 放出を促して採卵させることもある

（文献25）より一部改変して作成）

D 卵巣刺激法の種類と方法

1 GnRH アンタゴニストを使用する調節卵巣刺激法

　GnRH アゴニストを使用するロング法やショート法は，わが国や欧米でも広く行われてきましたが，1999 年頃より FSH と LH の分泌を直接抑制できる GnRH アンタゴニストの臨床応用が開始されました．欧米より遅れて，2006 年 9 月，わが国でも導入が正式に承認され，臨床使用が次第に広がってきました.

　GnRH アゴニスト法とアンタゴニスト法の治療成績の比較では，妊娠率と妊娠継続率はアンタゴニスト法の方がやや低いとの報告がみられます．ただ，アンタゴニスト法の臨床応用例は低反応例や多嚢胞性卵巣症候群例であったりすることが多く，たくさんの症例を経験した施設では，妊娠率，生産分娩率に有意差はないとの報告もされています.

実際の方法

　月経周期の 3〜4 日目より FSH/hMG 剤の注射を開始します（**図 20**）.

　GnRH アンタゴニストの使用は，FSH/hMG 剤の注射により卵胞径が 14 mm 前後に発育した頃から開始し，1 日量 0.25 mg を連日投与します．施設によっては，簡易化するために FSH/hMG 剤投与開始後 6〜7 日目より GnRH アンタゴニスト（セトロタイド®，ガニレスト® など）を投与開始する固定化プロトコールを行っているところもあります.

　卵胞が十分に発育したことを超音波検査や卵胞ホルモン測定によって確認して，卵子の最終的な成熟を促すためにヒト絨毛性性腺刺激ホルモン（hCG）剤あるいは GnRH アゴニストを投与します．投与からおおよそ 34〜36 時間後に採卵をします（▶ コメント ）.

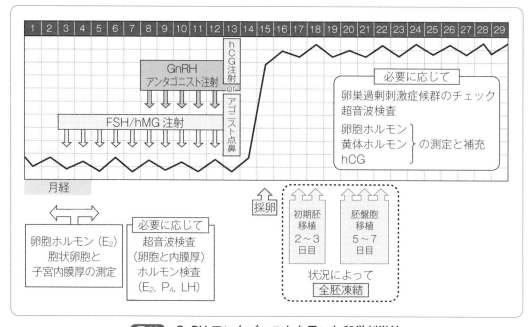

図 20　GnRH アンタゴニストを用いた卵巣刺激法

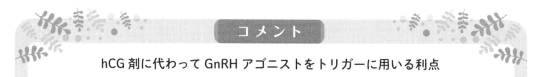

コメント

hCG 剤に代わって GnRH アゴニストをトリガーに用いる利点

　GnRH アンタゴニストを使用する調節卵巣刺激法でも，GnRH アゴニスト法と同様に，卵子の最終的な成熟を促進させるため，採卵の 34〜36 時間前に hCG 剤を投与する必要がありますが（**図 20〜22**），その代わりに GnRH アゴニストの点鼻薬を用いて LH の放出を促す方法もあります．卵巣過剰刺激症候群が発生しても重症化することが少なく，妊娠率にも有意差を認めなかったとの報告も多く発表されています．しかし，黄体機能不全が起こりやすいため，採卵に続いて胚移植する場合は採卵時に少量の hCG 剤または黄体ホルモン剤を投与する必要があります.

長 所

　GnRH アンタゴニスト法の特徴として，次のような点が示されています.

① ロング法のように GnRH アゴニストを長期間（約 3 週間程度）使用しなくてすみ，使用に伴う患者さんの負担が少なくてすみます.

② ロング法に比べ，卵巣の反応性が良好で，FSH/hMG 剤の投与量，通院回数も相対的に少なくなり，卵巣過剰刺激症候群の発生頻度も減少します[26].

短 所

① 獲得卵子数がロング法に比べてやや少ないとの報告があります.

② 薬剤費が GnRH アゴニストに比べ，やや高価となります.

③ 卵胞発育が非同期性（ばらばら）に育つことがあります.

④ GnRH アンタゴニストの投与を開始する日の判断に迷うことがあり，早すぎると卵胞発育が悪くなり，遅すぎると LH の放出が起こり排卵してしまうことがあります.

2 GnRH アゴニストを使用する調節卵巣刺激法

　ヒト下垂体性性腺刺激ホルモン（FSH/hMG）剤の投与に先立ち，GnRH アゴニストを投与し，下垂体－卵巣系の働きを抑えて，刺激を開始する方法が行われています. このホルモン剤の使い方は，投与期間の長短によって，① 長期投与法（ロング法），② 短期投与法（ショート法），③ 超長期投与法（ウルトラロング法）に分けられています.

a 長期投与法（ロング法）

　長い間，世界中で広く行われてきましたが，最近は刺激法の選択肢が増え，減少しています（図 21）.

実 際 の 方 法

① 予定月経開始日の 1 週間くらい前の黄体中期から GnRH アゴニストを連続的に使用し，hCG 剤の注射を受ける直前まで続けます. GnRH アゴニストは普通，点鼻スプレーを用い，1 日 3 回 8 時間ごと，あるいは 1 日 2 回 12 時間ごとに使用します（p.43 の ▶ 参考 ）.

② GnRH アゴニストを使用するとやがて下垂体－卵巣系機能が抑えられ，続いて月経周期の 3〜5 日目頃より FSH/hMG 剤の投与を開始します.

③ 必要に応じて卵胞の発育を確認するため，超音波検査で卵胞の大きさと数を観察し血中の卵胞ホルモン（E_2）の測定を行います.

④ 卵胞が十分に発育したことを超音波検査や卵胞ホルモン測定によって確認して，卵子の最終的な成熟を促すために hCG 剤を投与します. hCG 剤投与からおおよそ 34〜36 時間後に採卵をします.

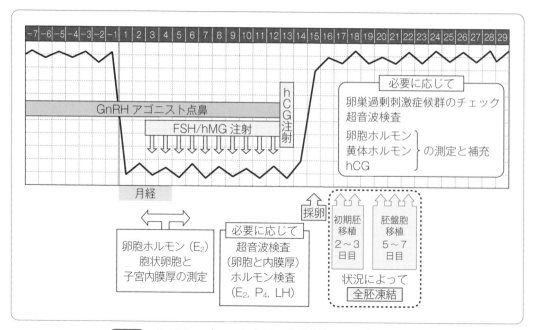

図21 GnRH アゴニストを用いた卵巣刺激法（ロング法）

（長所）

① GnRH アゴニストを長く使用するため，卵巣機能が抑えられ治療スケジュールの調節性に優れています．

② 卵胞発育の大きさが比較的そろっていて，同期性があります．

（短所）

① GnRH アゴニストを使用すると，場合によってはフレアアップ嚢胞の形成があり，予定どおりに卵巣刺激が始められないことがあります．

② 卵巣機能の抑制が強くかかっている場合，卵巣の反応性が悪くなることがあります．

③ 卵巣機能の抑制がかかっているため，FSH/hMG 剤の投与量が多めになり，また採卵のためのトリガーに必ず hCG 剤を投与しなければならないため，卵巣過剰刺激症候群の発生のリスクがあります．

参考 ✍

GnRH アゴニスト使用時に知っておくべきこと

❶ GnRH アゴニストを使用しても，卵巣機能が完全に抑えられていない場合や，卵巣に10 mm 以上の嚢胞が形成されていて（フレアアップ嚢胞といいます）まだ卵胞ホルモンや黄体小ルモンなどのホルモンを出し続けていることがあります．このフレアアップ嚢胞は，GnRH アゴニストの使用例の約10〜20％に発生するので，その場合には FSH/hMG 剤投与開始前に嚢胞を吸引するか，自然退縮を待って刺激を開始することが多いようです．

❷ 卵胞ホルモンの増加が不十分なとき，採卵される卵子数が少なくなり妊娠率に影響します．逆に卵胞が20〜30個と多数で，大きさも大小種々に発育し，過剰に反応した場合，未熟卵が多く採卵されて妊娠率が低下します．

❸ 多嚢胞性卵巣症候群の場合，卵胞の発育が大小ばらばらで同期化せず，卵子も未熟卵，変性卵が多く，採卵後も卵巣過剰刺激症候群となりやすいので注意が必要です．

❹ GnRH アゴニスト投与には初期のフレアアップ作用（FSH/LH の一過性放出作用）と引き続いて起こってくるダウンレギュレーション（抑制する作用）の2つの作用があります．下垂体を抑制するのは，下垂体からの LH の放出を抑制するためです．卵子がまだ十分に成熟していない時期に LH が放出されると，卵胞の早期黄体化が起こり，採卵できなかったり未熟卵が採取されたりします．

❺ GnRH アゴニストやアンタゴニストを用いた卵巣刺激を行うに先立って，周期調整のため黄体ホルモン製剤や低用量卵胞ホルモン・黄体ホルモン配合剤（LEP）を用いることがあります．これらの薬剤の服用により卵胞の発育を抑え，排卵を抑制する作用があります．その作用によって卵胞の成熟レベルを同期化させ，卵胞が大小種々に発育してくるのを防ぎ，治療成績の向上を期待して使われています．また，会社の出張や仕事の関係で都合の悪い日の採卵を避けようとの試みで月経周期を移動させるためにも用いられます．

❻ FSH/hMG 剤の投与量については，体重の少ない人，年齢の若い人，多嚢胞性卵巣症候群の人は反応が良好で，時に過剰反応を示すので，AMH 値を参考にしながら FSH/hMG 剤を少量から開始します．卵巣刺激中に卵胞ホルモンの増加が不十分な場合や，卵胞の発育数が少なく，発育も遅い場合には FSH/hMG 剤の投与量を増加して刺激効果を高めるようにします．

b 短期投与法（ショート法）

　GnRH アゴニストの2つ目の使用法として，短期投与法（ショート法）があります（図22）．

　月経開始と同時に GnRH アゴニストの投与を開始すると，下垂体から下垂体性性腺刺激ホルモン（ゴナドトロピン）が一過性に放出され数日間（約2〜3日間）持続し，この作用によって卵巣が刺激され卵胞発育が始まります．これに引き続いて FSH/hMG 剤を投与し，卵胞の発育をさらに促進します．一方，十分に卵胞発育する時期にはゴナドトロピンは抑制され，排卵することを予防します．採卵のためには，トリガーとして hCG 剤を投与します．卵巣の予備能（抗ミュラー管ホルモン：AMH）が低く，過去に卵巣の手術を受けた女性や，40歳以上の女性などがその対象となります．

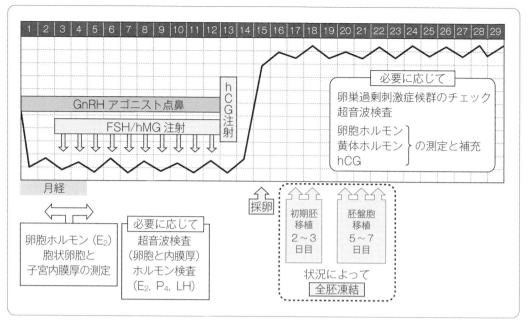

| 1 | 2 | 3 | 4 | 5 | 6 | 7 | 8 | 9 | 10 | 11 | 12 | 13 | 14 | 15 | 16 | 17 | 18 | 19 | 20 | 21 | 22 | 23 | 24 | 25 | 26 | 27 | 28 | 29 |

GnRH アゴニスト点鼻

FSH/hMG 注射

hCG 注射

必要に応じて
卵巣過剰刺激症候群のチェック
超音波検査
卵胞ホルモン
黄体ホルモン ｝ の測定と補充
hCG

月経

卵胞ホルモン（E₂）
胞状卵胞と
子宮内膜厚の測定

必要に応じて
超音波検査
（卵胞と内膜厚）
ホルモン検査
（E₂, P₄, LH）

採卵

初期胚
移植
2～3
日目

胚盤胞
移植
5～7
日目

状況によって
全胚凍結

図22 GnRH アゴニストを用いた卵巣刺激法（ショート法）

C 超長期投与法（ウルトラロング法）

　GnRH アゴニストを超長期間（3か月以上）続けていく投与法です（**表14**）．子宮内膜症で卵巣にチョコレート囊胞がみられる患者さんに適応されることが多く，チョコレート囊胞の縮小，腹腔の腹水中のサイトカインの低下などを期待して用いられます．通常 3～4 か月くらいを目安にしています．

　また，過多月経やひどい月経痛を伴う子宮腺筋症の患者さんでも，子宮が少しでも正常近くの大きさまで縮小することにより着床不全の原因が抑えられると考えられるため，すすめられる方法です．

表14 特殊症例での卵巣刺激法

① 子宮内膜症，子宮腺筋症進行例では，GnRH アゴニストによるロング／ウルトラロング法を選択する
② 過去のアンタゴニスト法で卵胞発育の非同期性が顕著であった症例では，ロング法，黄体ホルモン併用法または低用量卵胞ホルモン・黄体ホルモン配合剤（LEP）を前投与する場合がある
③ 視床下部－下垂体機能不全症例
・卵胞を発育させるためには LH が必要で hMG 剤を用いる
・視床下部－下垂体性無月経で下垂体から LH 放出がない例では GnRH アゴニスト投与の必要性なし

3　黄体ホルモン併用調節卵巣刺激法[27, 28]

　GnRHアゴニストあるいはアンタゴニストを使用する調節卵巣刺激法に代わって，黄体ホルモン剤の内服を併用した調節卵巣刺激法が最近行われています．

　この方法は月経周期2〜3日目よりFSH/hMG剤による卵巣の刺激を開始し，ほぼ同時期よりメドロキシプロゲステロン酢酸エステル（MPA；ヒスロン®）を5 mg×2あるいはジドロゲステロン（デュファストン®）20 mgを連日投与し，早発LHサージを抑えるようにします．hCG注射またはGnRHアゴニストを併用し，34〜36時間後に採卵し受精させ，受精確認後に初期胚，あるいは胚盤胞の時期に全胚凍結を行います．凍結胚移植後の妊娠率はアンタゴニスト法に比較し，ほぼ同等と報告されています（図23）．

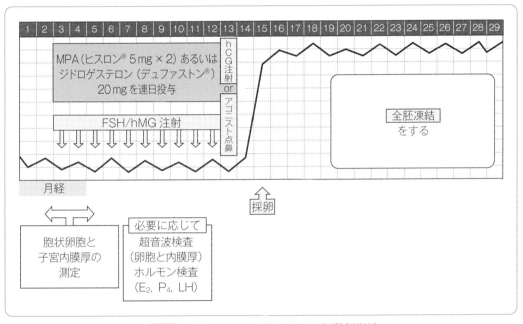

図23　黄体ホルモン剤を用いた卵巣刺激法

長所

①高価なアンタゴニスト法に比べて，費用が軽減されます．

②採卵前のトリガーとしてGnRHアゴニスト点鼻液を使うことができるので，hCG剤を用いるより卵巣過剰刺激症候群の発症リスクを下げることができます．

短所

①子宮内膜は受精卵と同期していないので，採卵周期に新鮮胚移植をすることはできず，凍結胚の移植が次周期以降になります．

4 自然周期法と低卵巣刺激法（MOS）による体外受精

最近，"患者さんにやさしい体外受精"という言葉がよく用いられています．卵巣の刺激を最小限にとどめる低卵巣刺激法（MOS）を用いて，卵巣の過剰刺激による身体的・精神的負担とリスクを低めながら良好な生産分娩率を得ることができるようにという考え方が，欧米をはじめわが国でも広がりました[29]．

しかし，患者さんにとってやさしい体外受精とは，単に身体への侵襲（通院回数，注射の回数，採卵回数，その他）が少ないだけでなく，費用対効果，つまり支払った費用に対して適切な時期に健康な赤ちゃんが生まれることと思います．自然周期での採卵，クロミフェン（クロミッド®）を投与しての採卵，比較的少量のFSH/hMG剤を併用しての採卵法が適切であるかどうかを，単に治療費や簡便性からだけでなく，採卵数が少ないのをどう補うか，妊娠率，生産分娩率などを考慮して選ぶことも大切です．この方法は標準的な調節卵巣刺激法を行っても複数の胚が得られない高齢の低反応の女性に適応されたり，少数の胚でも着床率の良好な若年女性に行われています．

a 自然周期における採卵法

自然周期における採卵法は，自然に発育してきた1つの卵胞を採卵する方法です．この方法は，1978年にステプトウとエドワーズによって行われた黎明期の体外受精にさかのぼるともいえます．世界初の体外受精で誕生したルイーズ・ブラウンさんは，この採卵法でした．

この場合，最も大切なことは，いつ排卵が始まるか，そのタイミングを知ることでした．30年前の採卵は，腹腔鏡下に行われていました．現在では，経腟超音波検査によって卵胞の大きさと数を知ることができ，採卵も容易に行われるようになりました．単一胚移植を推奨する最近の世界の流れから，自然周期での採卵を推奨している施設もあります．

実際の方法

過去数周期の月経周期の状態を把握しておき，おおよその排卵日を推定しておきます．

月経周期9〜10日目くらいに卵胞の大きさと子宮内膜の厚さを測定し，必要に応じて血中LHと卵胞ホルモンの値を測定し，採卵する前に排卵が起こっていないか，黄体ホルモンが上昇していないかも測定して確認します．より簡略に行う方法として，尿中LHを朝夕測定し，排卵の時期を推定することもあります．

卵胞が十分に成熟したと思われるとき，hCG剤の注射，あるいはGnRHアゴニストの点鼻を自宅で行って，34〜36時間後に採卵します（図24）．無麻酔あるいは笑気麻酔を軽くかけて採卵を行います．胚移植後は，卵胞ホルモン，黄体ホルモンの補充を適切な時期まで行います．

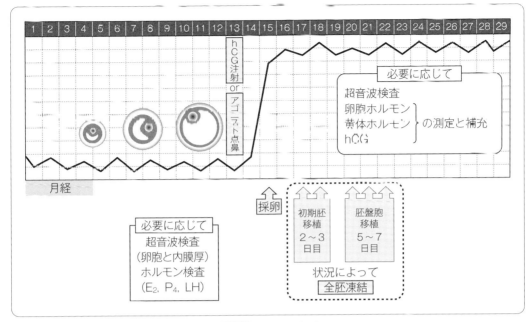

図24 自然周期法

長 所

① FSH/hMG 剤を投与しないため，卵巣過剰刺激症候群の発生する可能性がほとんどなく，つらい通院と注射の回数が減り，経済的な負担も軽くなります．

② 卵巣への侵襲も少ないため，毎月採卵を繰り返して行うことができます．

短 所

① 毎月，整調な月経周期を示す人でなければ採卵時期のタイミングを正確に見つけることが困難な場合もあります．また，急な採卵が必要になることもあり，スケジュールが立てにくいです．

② LH の放出が早めに起こったり，周期半ばで卵胞の発育が止まってしまうと採卵を中止せざるを得なくなります．

③ 採卵しようとしたとき，すでに排卵してしまった後で採卵ができないことや，採卵しても卵胞内に卵子がないことや，変性卵しか採取できない場合もあります．また，タイミングが早すぎると未熟卵しかとれず受精しなかったり，受精しても良好な胚にはなりません．

④ 1回の採卵での妊娠率は低く，生児を得るには，調節卵巣刺激周期に対し，6〜7回の採卵が必要になると報告されているので，毎周期採卵を繰り返すことになります．

ⓑ クロミフェン（またはレトロゾール）投与による卵巣刺激法

　月経が始まって3〜5日目からクロミフェンまたはレトロゾール（⟪▶ 参考⟫）の服用を開始する方法です（図25）．自然の周期に比べて，より多量の下垂体からの性腺刺激ホルモンを分泌させるので，卵巣での卵胞発育数が増え，卵胞も大きくなり，採卵しやすくなります．ただ，FSH/hMG剤による刺激と比べて作用は弱いので，多嚢胞性卵巣症候群の

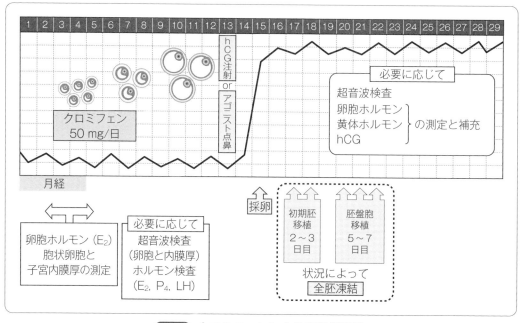

図25　クロミフェンによる卵巣刺激法

参考 🖊️

クロミフェンとレトロゾール

❶ クロミフェン（クロミッド®）

　クロミフェンは，1961年，排卵障害の治療薬として初めて用いられました．クロミフェンは視床下部に働いて，GnRHの分泌を促し，下垂体からFSH，LHの分泌を通じて卵胞の発育を促進します．クロミフェンは半減期が比較的長く，服用後1か月後でも血中に認められるとの報告があり，5〜6周期にわたり繰り返し投与すると，クロミフェンのもつ抗卵胞ホルモン作用で，子宮頸管粘液の分泌量が少なくなり，子宮内膜も薄くなって，精子の頸管内への上昇や受精卵の着床に悪影響を及ぼすこともあります．また，排卵率に比べて妊娠率が低いとの報告もあります．

❷ レトロゾール（フェマーラ®）

　2001年より新たな排卵誘発剤として使用されるようになりました．男性ホルモンを卵胞ホルモンへ変換する酵素のアロマターゼ活性を競合的に阻害することで，一時的に卵胞ホルモンの低下状態を作り出し，下垂体から性腺刺激ホルモンを放出させ排卵を促進させます．クロミフェンに比べ，子宮頸管粘液量や内膜への影響が少ないといわれています．多嚢胞性卵巣症候群の女性での人工授精で，レトロゾール投与群はクロミフェン投与群より臨床的妊娠率，生産分娩率が有意に高かったとの報告もみられます[30]．通常，1日1錠を5日間服用します．

女性を除いて，採卵可能な卵子の数は 1〜3 個とあまり多くありません．

　クロミフェン投与での採卵を選択した人は，自然周期法を選択した人と同じように，生児を得るには採卵を受ける回数が多くなります．しかし，あまり頻繁にクロミフェンを使用すると子宮内膜に影響し，内膜が薄くなって着床しない原因になります．この場合，クロミフェンの投与を中止すれば元どおりになりますが，レトロゾールが代わって使用されることがあります．

適応

① 多量の排卵誘発剤（FSH/hMG 剤）の投与を受けても数個の卵胞しか発育してこない，低反応が予想される 40 歳前後の女性，あるいはすでに卵巣の手術を受けていて卵巣の予備能が低下している女性などに適応されます．

② FSH 剤を少量使用しても卵巣過剰刺激症候群の起こりやすい，多嚢胞性卵巣症候群の女性に適応されることもあります．ただし，クロミフェンにまったく反応しない場合もあることに留意しておくことも大切です．

③ 毎日の通院が困難であったり，比較的若く妊孕性が良好で，排卵誘発剤によく反応する女性で，経済的・時間的にあまり余裕のない場合にも行われています．

実際の方法 （図 25）

　月経周期の 3〜5 日目より 5 日間，クロミフェンを 1 日量 1〜3 錠（50〜150 mg）服用します．月経周期の 9〜10 日目に超音波検査で子宮内膜の厚さ，卵胞径と数，尿中・血中の LH 値を随時測定します．

　卵胞が十分に成熟したと判断されたときは，hCG 剤を投与するか GnRH アゴニストを点鼻して，34〜36 時間後に採卵します．麻酔は，無麻酔か笑気ガスを吸入して行い，わずか数分の間で終了します．

長所

① 卵巣刺激のため毎日通院して注射を受けたり，超音波検査やホルモンの測定のため採血したりする必要がなく，費用も節約することができます．

② 卵胞の発育数が限られるため，卵巣が大きくなり腹水が溜まったりする，いわゆる卵巣過剰刺激症候群の発生はほとんどありません．

短所

① 採卵可能な卵子は通常 1 個，多いときでも 2〜3 個で，そのぶん胚移植数も少なく，採卵 1 回ごとの妊娠率は低くなります．

② 下垂体の働きを抑えていないため予想より早く LH が放出され，採卵しようとしたとき，すでに排卵後で卵子が得られないことや，採卵するタイミングが早すぎて未熟な卵子の採取になること，また，採れた卵子が変性卵だったりすることもあります．

③ 顕微授精が必要なカップルでは成熟した卵子が必要なので，未熟卵が採れたときには培養を続けなければならず，妊娠率が低下します．

④ 採卵数が少ないので，余剰胚を凍結する機会は減少します．

c クロミフェンと FSH/hMG 剤の併用による卵巣刺激法

クロミフェンを月経周期の3日目より5日間服用し，月経周期の7日目，9日目，11日目，13日目（6・8・10・12日目でもよく，中途から連続投与でもかまいません）にFSH/hMG 剤の投与を行う併用療法です（図26）．クロミフェン単独投与では，卵胞が発育しても多くて2〜3個なので，もう少し多くの卵子を得たい女性に用いられます．また，FSH/hMG 剤単独使用では過剰な反応を示す多嚢胞性卵巣症候群の女性などにも行われます．

この方法でも，クロミフェン単独投与群と同じように，採卵前に排卵してしまったり，採卵のタイミングが早すぎて採卵した卵が未熟卵ばかりという点が短所となっています．

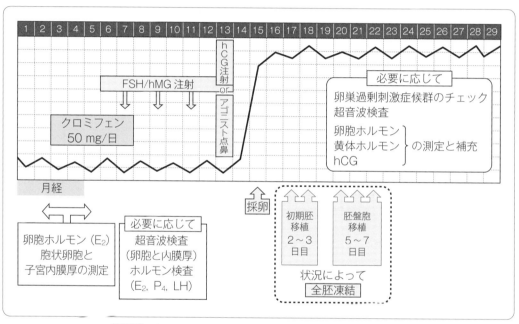

図26 クロミフェンと FSH/hMG 剤による卵巣刺激法

d　クロミフェンと FSH/hMG 剤に GnRH アンタゴニストを併用する卵巣刺激法

クロミフェンと FSH/hMG 剤による刺激後半より GnRH アンタゴニストの注射を行い，採卵する方法です．最近，早期の LH 放出を抑制するため GnRH アンタゴニストを併用する方法を行うことも増えています（図 27）．しかし，アンタゴニスト投与開始時期についての判断が重要となります．

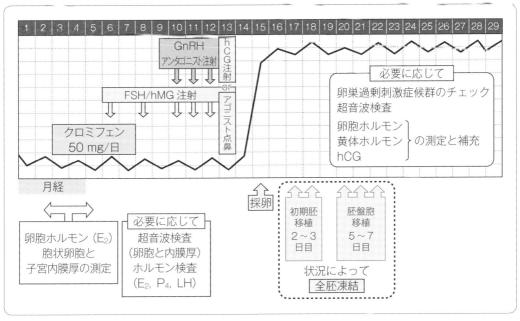

図 27　クロミフェンと FSH/hMG 剤と GnRH アンタゴニストによる卵巣刺激法

5　ランダムスタートによる卵巣刺激法（ランダムスタート法）

がんに罹患した女性に対し化学療法，放射線療法などの治療が行われます．この際，妊孕性を温存しながら治療をできるだけ早く短い期間に終わらせることが必要で，卵巣刺激法も通常の月経周期に関係なく開始できれば，この目的を達成することができます．

卵巣には月経周期の時期によらずゴナドトロピンに反応性をもつ胞状卵胞が存在し，卵巣の刺激に応じて卵胞が発育，成熟することが知られています．ランダムスタート法は月経周期の時期にかかわらず刺激を開始し，採卵するように考案された方法です（図 28）．この方法を行っても採卵数，受精率，妊娠率に差を認めませんが，ゴナドトロピンの投与量が増加すると報告されています．

がん治療女性にランダムスタート法を適応することで，がん治療を早く開始することができるようになります．

また，最近では，がん患者さんのみならず，卵巣予備能が低下した高齢女性においても 1 回目の採卵直後から刺激を再度始め，1 か月の間に 2 回ほどの採卵を試み（double stimulation），卵子を少しでも得られるチャンスとして行われることがあります．

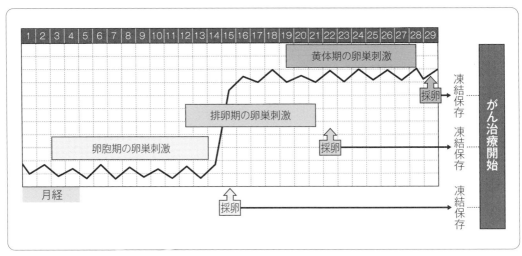

図28 ランダムスタートによる卵巣刺激法

表15 体外受精における自然周期法と調節卵巣刺激法の比較

	自然周期法	調節卵巣刺激法
卵巣過剰刺激症候群	なし	生じやすい
卵子数	少ない	多い
採卵1回の生産分娩率	低い	比較的よい
精神的・身体的影響	少ない	やや多い
採卵の間隔	毎月可能	1～2周期の間隔をおく
胚凍結保存	できないこともある	可能
医療費	比較的安い	比較的高い

　以上のように卵巣刺激にはさまざまな方法がありますが，長所や短所を踏まえて，また，患者さんの特性を踏まえて刺激法を選択することが重要です（**表15**）.

第5章

体外受精の実際②
採卵・採精

A　採卵の実際

　採卵法にはいろいろな方法がありますが，特殊な症例でない限り，経腟的に行います．これは経腟超音波診断装置で卵胞を確認しながら，腟より採卵針を挿入して卵胞を刺し，卵胞液とともに卵子を吸引する方法です．採卵前に軽い静脈麻酔を行うので，疼痛を感じることはほとんどありません．人によっては，無麻酔，局所麻酔，笑気ガスの吸入や鎮痛薬の投与だけで十分な場合もあります．採卵時間も20分以内と短くなり，安全に行えるようになりました．経腟採卵法では採卵できないところに卵巣が位置している場合には，経腹的・経膀胱的に採卵することもあります．従来行われてきた腹腔鏡下採卵法は，最近では特殊な場合を除き，ほとんど行われていません．

　具体的には**図29**のようになります．

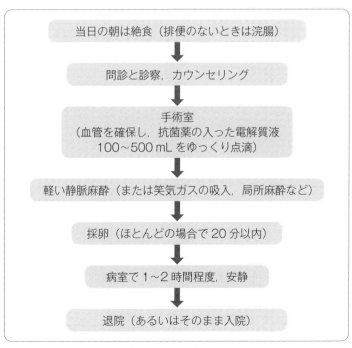

図29 採卵の具体的な手順

採卵により採取された卵子は，受精させるため培養液に移してインキュベーターに入れ，数時間の前培養をします．

複数個の卵胞が存在していて，卵胞を穿刺しても卵子の採取ができない状態を繰り返すとき，空卵胞症候群（EFS）が考えられます．なぜ採取できないか，その原因としてLHやhCGに対するレセプター（受容体）の異常を示す研究がなされています[31]．

採卵後，麻酔からの覚醒状態，採卵時の腟壁や卵巣からの出血，下腹部痛の有無などを診察したのち，異常がなければ，ほとんどの人はその日のうちに帰宅することができます．笑気ガスの場合，特に早く覚醒します．ただし，多嚢胞性卵巣症候群の女性で20〜30個の卵胞が発育し，多数回，卵胞を穿刺した場合や，肥満・高血圧などの合併症を伴っている女性などでは，安全確認のために一晩入院して，翌日，一般状態や腹腔内に出血や感染などが起こっていないことを確かめてから退院することもあります．

退院のときは誰かに付き添ってもらって帰るようにしましょう．1人で自動車を運転して帰るのは，静脈麻酔の後など，特に危険です．

B 精液の採取（採精）— 男性の出番

精液は採卵当日の朝，マスターベーションによって院内か自宅で採取します．院内では落ち着かず，採取できない場合は自宅で採取して病院に速やかに持参します．以前は，精子を運ぶときは人肌がいいといわれていましたが，最近では20〜25℃がよいとされています．冬はあまり冷たいところに置くと運動率が下がりますが，精巣はそもそも体温より涼しくするために体の外にぶら下がっているのですから温めすぎてもよくないのです．

また，膿精液症の場合，精液中に雑菌が混入していると，良質な胚に育たないことがあるため，精液提出の前に抗菌薬を服用します．男性の出番はこのときだけですが，採卵後あるいは胚移植前後に付き添って励ましてあげると女性は大変心強いものです．採卵日に備えて，約1か月も禁欲して射精しない男性もいます．あまり長期間禁欲を続けると精子所見はかえって悪くなるので，射精後3〜5日以内には精液を採取するのがよいと思います．

1 精子の凍結保存

精液検査で重度の乏精子症との診断を受けた場合は，前もって精子を複数回採取し凍結保存しておきます（cryptozoospermia，p.23の**表9**を参照）．精子を射出精子で凍結保存することが困難な場合，顕微鏡下精巣内精子回収法（MD-TESE）という手術によって精巣から回収する方法もあります（▶▶コメント）．

採卵当日，どうしても射精できず，凍結保存していた精子を使用して無事に媒精できた例もあります．また，特別な場合として，夫が海外勤務となったため，精子を凍結保存して任地に赴き，妻だけが残って体外受精の治療を受け妊娠し，分娩の際には帰国した夫が

立ち会ったという事例もみられました.

　2004年5月, イギリスのマンチェスター病院で, 21年間凍結保存された精子を使って体外受精を行い, 妊娠・出産した例が報道されました. ある男性が17歳で精巣のがんと診断され, 治療に先立ち精子を採取し凍結保存して, そののち健康を回復して結婚し, 凍結精子を使用して妻が妊娠・出産したと報告されています.

　最近, がんに対して, 外科的療法, 化学療法, 放射線治療などの治療法が進歩し, その治療成績が向上しています[32]. しかし, これらの医学的介入によって造精機能の低下が起こり, 妊孕力が失われる可能性があります. このようなとき, 将来の挙児を確保する方法として, 治療開始前に精子を凍結保存することができます[32]. この場合, 不妊治療としての保険適用ではなく, がん患者妊孕性温存治療費として助成事業が各自治体で行われています.

　成人の場合には, 本人の同意に基づいて実施し, 未成年の場合には本人および親権者の同意を得て凍結保存して, 成人に達した時点で, 本人の凍結保存継続の意思を確認します.

　精子凍結保存の方法, 保存期間と廃棄, 凍結した精子を用いた生殖補助医療により予想される成績と副作用などについて, 本人の同意を取得し, 同意文書を保管することが必要です.

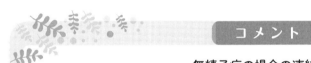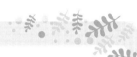

コメント

無精子症の場合の凍結精子

　精子が精液中にまったく認められない無精子症, あるいは極度の乏精子症の場合, 射出精子による顕微授精 (ICSI) は一般的に困難で, 顕微鏡下精巣内精子回収法 (MD-TESE) (p.63を参照) の適応となります. この場合, 回収された精子を一度凍結保存し, その後, 女性の採卵に合わせて凍結保存した精子を融解し, ICSIを行って受精卵を得る方法が一般的です.

顕微鏡下精巣内精子回収法 (MD-TESE) の実施

　MD-TESEとは, 多くの場合は局所麻酔を行い, 陰嚢の正中を小切開し, 手術用顕微鏡下に精巣より採取した精細管組織を細切して, プレパラート上に載せて押しつぶした精細管組織を正立顕微鏡で観察し, 精子を採取する方法です. しかし, 造精機能障害が進んでいて, 精子が見出せない場合もあります.

提供精子を用いた体外受精

　わが国においては, 第三者により提供された精子あるいは卵子による体外受精は, 日本産科婦人科学会が認めていないので現時点では行われていません. そのため, 難治性不妊症の原因が男性側だけでなく女性側にも存在しているときは, 第三者からの提供精子を用いた体外受精の手法を適応できず, カップルは児に恵まれないことになります.

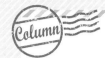

男性の妊活に大事なこと ―「精子力」を高めよう！

2017 年 11 月に発表された報告が世界を驚かせました．1981 年から 2013 年に出版された論文を検索し，合計 244 のサンプルを解析したところ約 40 年の間に北米，ヨーロッパ，オセアニアなどの先進国地域において，精子濃度，総精子数が半減しているというのです．

もちろん男性不妊に直結する重大な問題であり，日本人男性にとっても他人事ではありません．内分泌撹乱化学物質や農薬，気候変動などの環境要因や喫煙，食事などのライフスタイルの変化，停留精巣や尿道下裂など先天的病因などが原因になっているのではないかと推測されています [33]．

また，女性の卵子の質が年齢とともに劣化し数も減少するため，特に 35 歳を過ぎると妊娠率が低下していくことは，最近ようやく周知されてきました．そして，男性の精子は，年齢とともに精子が運ぶ遺伝情報・DNA に断片化が起こりやすくなっていくこともわかってきました（p.23 を参照）．その年齢は，女性と同じように 35 歳くらいからだといわれます．

精子が卵子と受精し，妊娠に導くための力「精子力」を高めるため，精液検査で問題が見つかったら，生活習慣を見直すことも有効だといわれていますので，以下にいくつかの提案をまとめてみました [34]．

① 軽めの運動を毎日

ただし，自転車で男性器を圧迫するのは血流が悪くなり，炎症を起こすこともあるのですすめられません．

② 禁欲しない

精子は 74 日間かけて作られます．禁欲すると数は増えますが，古い精子は死んでいくので運動率は下がります．

③ 抗酸化を意識する

喫煙は体を酸化させるので禁煙しましょう．野菜を食べ，酸化した食品（揚げ物）はできるだけ減らし，過度な飲酒を控えましょう．良質なタンパク質，脂質も大事です．抗酸化サプリメントも有効とされていますが，品質は信頼できないものもありますので注意しましょう．

④ ブリーフよりトランクス

精子を作る精巣は熱に弱いからです．長風呂は避け，サウナも妊活中はやめましょう．

⑤ 体重を管理し，食事から亜鉛を摂取

男性ホルモン（テストステロン）アップにつながります．

不妊治療の保険適用が拡充し，カップルで治療に臨むことが求められるようになり，男性患者さんと話す機会が増え，優しい男性が増えているようにも感じます．しかし，不妊治療は女性の時間的負担，肉体的な痛みをも伴う負担が大きいものです．赤ちゃんは 2 人の遺伝情報を半分ずつ受け継いでいるのですから，男性も自分の問題と捉え，ともに歩んで欲しいものです．産婦人科生殖医療専門医として私たちも伴走しますが，男性が専門的な診断や治療を受ける必要があるときには泌尿器科生殖医療専門医へも情報提供し，一緒に治療していきます．

第**6**章

体外受精の実際③
媒精・顕微授精

A 卵子・精子の培養と受精

　採取した卵子は，成熟度により3〜5時間程度培養して十分に成熟させます．一方，精子は培養液で処理し，優良精子を選別します．こうして別々に培養した後に卵子と精子を混ぜて受精させます．

　採卵の翌日，卵子と精子とが受精したかどうか，卵子細胞質内の雄性前核と雌性前核の有無によって判定します（図30）．受精しなかった場合（移植不可）は図30-a，正常に受精した場合は図30-b に示しました．多精子受精とは精子が2つ以上卵子の中に入ってしまった場合で（図30-c），移植することができません．第2極体が放出されない場合も（図30-d）同じように移植することはできません（▶️ 参考 ）．

　また，卵子に精子をかけた後，18時間たっても受精が認められず，その翌朝になって受精が確認された場合を遅延受精といい，胚移植しても妊娠の可能性は低くなります．採取した卵子が非常に未熟な場合や変性卵は受精することができません．

参考 🖊️

受精方法と異常受精
❶ 受精させる方法には
　採取した卵子に精子を混ぜて受精させる通常の受精方法を媒精といい，コンベンショナル IVF（C-IVF）と呼びます．また，顕微鏡で精子を確認しながらひとつの精子を選択し，極細の針で卵細胞質内へ注入する方法を顕微授精（ICSI）といいます（図32，後述）．
❷ 異常受精とは
　体外受精あるいは顕微授精で受精させた場合，数%程度で3個の前核をもつ胚となることがあります（図30-c, d）．この異常受精胚は，通常移植しませんが，移植しても着床する可能性が低く，着床しても流産となる確率が高いと報告されています[35]．

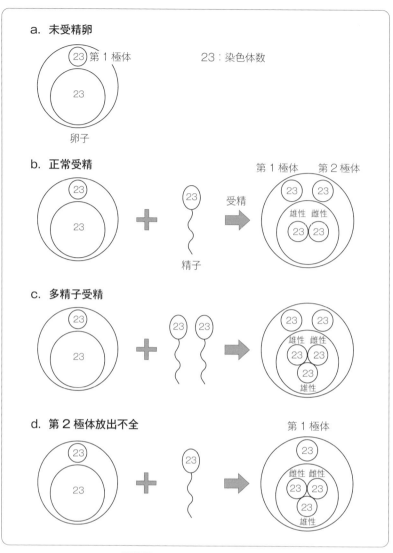

図30 正常受精と異常受精

B 顕微授精

1 顕微授精の進歩と適応

　男性不妊に対して従来から薬物療法，人工授精が行われてきました．しかし，精子数が少なく，運動率が低く，奇形率が高い場合には効果がありませんでした．そして，カップルの年齢，精液所見，不妊期間などによって，次の段階の体外受精へとステップアップしていきましたが，体外受精が試みられた当初は，精子の所見が悪いときには，通常の体外受精を行っても受精率が低く，妊娠させることが困難でした．柳田によれば受精率は13.5％と報告されています[36]．

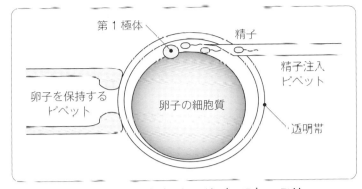

図31 囲卵腔内精子注入法（SUZI）の手技

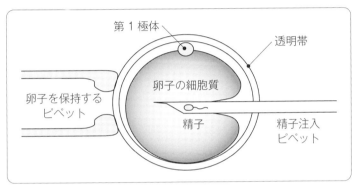

図32 卵細胞質内精子注入法（ICSI）の手技

　また，精子の所見に異常がない場合でもまったく受精しない，原因不明の受精障害の存在も，次第に明らかになりました．そして登場してきたのが顕微授精法でした．顕微授精法とは受精障害が起こったときに，顕微鏡下で卵子と精子を操作して受精を助ける方法です．これは，卵子を囲んでいる透明帯を，化学的あるいは機械的な方法で開孔する方法（透明帯開孔法［PZD］）から始まりました[37]．この透明帯開孔法で最初の妊娠例が得られましたが，受精率が十分とはいえず，多くの精子が卵子内に侵入する多精子受精率も高くて，顕微授精法は，囲卵腔内精子注入法（SUZI）へと進歩していきました（**図31**）．

　そして 1988 年 5 月，シンガポールで世界初の出産例が報告され[38]，その後，46 か国で971 件の妊娠と，472 児の出産が報告されました．しかし，SUZI は技術的に難しく，その成績も人々に十分な満足を与えるほどの成果とはいえないものでした．

　その後，技術改良が進み，1992 年にベルギーのパレルモが，1 個の精子を顕微鏡下で直接卵細胞質内へ注入して受精させる方法（卵細胞質内精子注入法［ICSI］）で，妊娠・分娩に成功して以来，この方法は顕微授精法の主流となり，妊娠例が飛躍的に増加していきました（**図32**）．従来までは，ほとんど妊娠が絶望的と思われていた重症の男性不妊のカップルでも，赤ちゃんに恵まれるようになり，それまでの顕微授精法に取って代わっていったのです（**▶ 参考**）．

　経済的な負担は別として，顕微授精を行うといっても，カップルが特別なことをするわ

顕微授精法の種類と変遷

❶ 透明帯開孔法（PZD）

　　卵子を囲んでいる透明帯を開孔し，精子の受精を助けます.

❷ 囲卵腔内精子注入法（SUZI）

　　卵細胞と透明帯の間に精子を注入します.

❸ 卵細胞質内精子注入法（ICSI）

　　卵細胞質内に細い針で1個の精子を直接注入します.

表16　卵細胞質内精子注入法（ICSI）の適応

- 重症乏精子症
- 精子無力症
- 奇形精子症
- 精巣上体精子あるいは精巣精子を用いる場合
- 抗精子抗体陽性の場合
- 原因不明の受精障害
- その他

けではありません. 通常の体外受精と同じように，決められた時間に精液を採取し，精子を提出してもらえばよいのです. ただ，精子の所見が極端に悪くて，採卵当日に運動精子の回収が難しいと考えられる場合には，当日の1回目の採精から少し時間をおいて2回目の採精をしていただくこともあります. また，採卵に先立って精子の凍結を行い，バックアップ体制を整える必要があることもあります. さらに，精液中にまったく精子が認められず，精巣上体精子，精巣精子を使わなければならない場合には，あらかじめその準備をします. ICSIの適応を示すと**表16**のようになります.

　顕微授精は，卵子が成熟していて，第1極体が観察できる場合のみ可能で，未熟な卵子は追加培養しなければなりません.

　ICSIが導入されて以来，受精率は著しく向上しました. 顕微授精を施行した卵子の約80%は受精し，そのうち約50%は移植可能な良質な胚となり，通常の体外受精の妊娠率と比較しても劣らない成績をあげられるようになりました. ICSIが導入される以前と比べ，「受精できませんでした」と胚培養士に報告され，胚移植を受けられないカップルは非常に少なくなりました. しかし，卵子数が少なく，未熟卵や変性卵しか採取できなかった人では，顕微授精ができない場合もあります. また，顕微授精では，注入精子の選択が人為的に行われているため自然の選択による受精ではないこと，顕微授精の操作による卵子の損傷の可能性，出生児の奇形率の増加など，いろいろな問題が存在します（▶ **参考**）.

参　考

顕微授精についてのその他の知識

❶ 顕微授精は「本法以外の治療によっては妊娠の可能性がないか極めて低いと判断される夫婦を対象とする」（日本産科婦人科学会「顕微授精に関する見解」, 2006 年）とされています.

❷ 顕微授精の適応となる, クラインフェルター症候群あるいは 47, XYY の染色体異常の男性などでは精子の性染色体数異常の頻度が高くなっています[39]. クラインフェルター症候群は重度の造精機能障害のある男性にみられ, 無精子症の 15％ を占めるといわれています. 精巣が小さく女性化乳房などを示します. 顕微鏡下精巣内精子回収法（MD-TESE）により約半数で精子の回収が可能で, その精子は正常核型を示すことが多いといわれます.

❸ 顕微授精を行っても, 1〜2％ に受精が起こらないことがあります. この対策として, 卵子の活性化を試みている施設もあります. 顕微授精後の受精障害卵に対しては, 顕微授精と人為的卵活性化処理の併用が有効と報告されています. ヒト卵子の人為的卵活性化処理に最もよく用いられる卵子活性化の処理法は, カルシウムイオノフォ処理（2022 年 4 月保険収載）といわれ, 実際の治療によく用いられています[40]. この方法で特に先天異常の発生が増加したとの報告はありません.

❹ 精子の頭部の空胞構造の有無を高解像度の特殊顕微鏡下で観察し, 良好精子で ICSI を行うことで胚獲得率や妊娠率が高まるとして, 形態良好精子選別法（IMSI）が最近報告されています.

❺ PICSI とは, 成熟精子はヒアルロン酸に結合できるという性質を利用して, ヒアルロン酸結合試験を用いて選別した精子で顕微授精を行う方法です. 出生率を高める効果は今のところ認められていませんが, 流産率を低下させる可能性はあり得るとの報告があります[41, 42].

❻ 日本生殖医学会（旧 日本不妊学会）は, 「Y 染色体微小欠失を有する不妊患者に対する顕微授精について」（2000 年）として以下のような指針を示しています.

1. Y 染色体上の微小欠失と造精機能障害との関連について十分に説明する.
2. このような精子を用いた顕微授精によって成立した妊娠では, 出生児が男児の場合, 同様の遺伝子異常が伝達される可能性があることを十分に説明する.

❼ 顕微授精が行われるようになって 20 数年後に顕微授精により出産した性成熟期の男子についてホルモン検査を行った結果, インヒビンβ値がやや低く FSH 値が高いとの報告があります[43].

2　1 日遅れの顕微授精（1 day old ICSI）

　体外受精を実施して翌朝受精していないことがわかったとき, 1 日遅れて顕微授精（1 day old ICSI）を行うことをいいます. しかし, この結果は芳しくなく, 受精はしても胚の発生や着床はあまり期待できないことがわかってきました. この理由として, 体外受精を行い, 17〜24 時間後に未受精を確かめ顕微授精を行っても, すでに卵子の変化が進み, 染色体異常を起こしていて, 着床率が悪くなるためと報告されています. そこで受精の判定を媒精 6 時間後の早い時間に第 2 極体の有無で行い, 受精していない場合, 直ちに顕微授精を行って, 好成績が得られたとの報告があります[44]. これをレスキューイクシー（rescue ICSI）と呼んでいますが, 胚培養士にかかる負担を考えると, 通常の業務として行うことはかなり困難なことといえます.

3 無精子症の場合

精子は精巣で毎日作られていますが,精祖細胞から2回の減数分裂を経て約74日かけて精子になります(**図33**).しかし,精液中に精子が1匹もいない場合は,無精子症と診断され,一般成人男性の約1%が無精子症といわれています.

無精子症は,閉塞性無精子症と非閉塞性無精子症に分類され,精子を送る精管が詰まっていて精液の中にまったく精子がみられない閉塞性無精子症が15%程度にみられます.この場合,手術用顕微鏡下で精路再建術を行ったり,精巣上体から精漿(精子)を吸引したり,精巣より小組織片を採取して精子を取り出し,顕微授精させることができるようになりました(▶ **参考**).しかし,非閉塞性無精子症では精子が作られている場合と作られていない場合があります.精子が作られていない場合は,提供精子を用いた人工授精(AID)を受けるしか妊娠の希望はありません(**図34**).

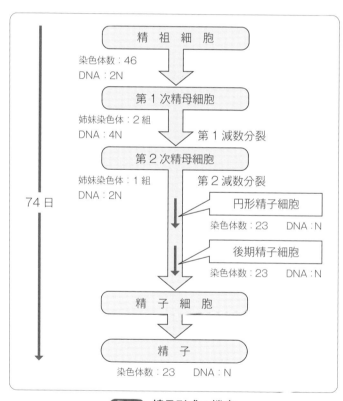

図33 精子形成の機序

参　考

その他の精子回収法

❶ 顕微鏡下精巣上体精子吸引法（MESA）

精巣上体から直接精子を回収する方法です．

❷ 精巣内精子回収法（TESE）

陰嚢皮膚を 1cm くらい切開して精巣組織を採取し，直接精子を回収する方法です．

❸ 顕微鏡下精巣内精子回収法（MD-TESE）

陰嚢皮膚を切開し，手術用顕微鏡下で精巣内の良好な精細管を同定し精巣精子を回収する方法です．MD-TESE は現時点において非閉塞性無精子症患者における最も安全で有用な方法と考えられ，精子回収率の向上が報告されています．

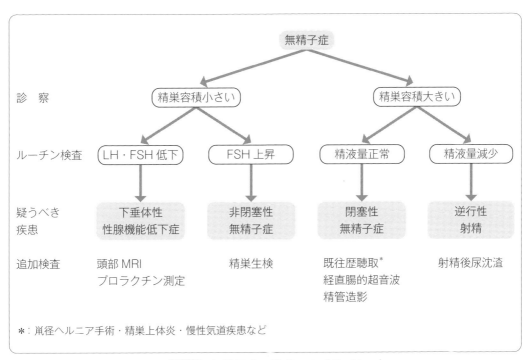

図 34　無精子症の診療アルゴリズム

（文献 45）より）

4　スプリット法

　採取された成熟卵を 2 グループに分けて，一方の卵子には体外受精（ここでは単に体外のディッシュの中で精子と卵子を受精させる意味）を，他方の卵子には顕微授精を行うことをいいます．精子の状態が悪く顕微授精が必要と考えられるけれども，条件によっては受精するかもしれないと思われるときに行うことがあります．逆に初めて体外受精を受けるカップルに対し，精液所見が良好であっても原因不明の受精障害がある可能性を考慮してスプリット法を行う施設もあります．また，心理的に顕微授精では生命誕生に対し自然

の選択（神の領域）の余地がないとの理由で，少なくとも得られた卵子の半分は自然に受精させてほしいと希望するカップルがいることも事実です．いずれにしてもある一定以上の数の成熟卵が採取されることが大切で，ハンバーガーらは，8個以上の成熟卵が必要と述べています．図35に，ハンバーガーらの基準を示しました[46]．

　このスプリット法については，それぞれの施設で顕微授精の適応基準を決めておけばよいことであり，あえて行う必要はないとの意見もあります．

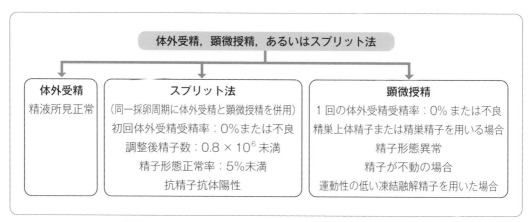

図35 体外受精，顕微授精，スプリット法の適応基準

（文献 46）を参考に作成）

第7章

体外受精の実際④
胚移植とその後

A 胚移植

　受精に成功し，正常に発育した受精卵（これを胚と呼びます）は，採卵の2〜5日後に行う新鮮胚移植か，以前に凍結した胚を凍結融解胚移植によって子宮に戻します．胚移植は，体外受精・生殖補助医療で妊娠するための最終段階で，最も重要な過程です．

　胚移植は，頭を下げ骨盤を上げた状態の砕石位で行います．腟鏡を挿入し，腟内と子宮口を生理食塩水で洗浄し，粘液も拭き取ります．通常は軟らかい胚移植用カテーテルを用い，極少量の培養液と一緒に，胚を「原則1個」移植します．経腹的に超音波でカテーテルの進入を観察しながら，子宮の正しい位置（子宮底より1〜2cmの位置）に胚を移植します（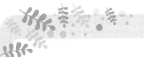）．移植時には，超音波の画像をより鮮明にするため膀胱を尿で満たしておくことが必要です．時に，子宮頸管に狭窄があったり，子宮頸部手術の術後だったりして胚移植が難しいことがありますが，このようなときはカテーテルを通すために，やや硬めの外筒を用いて道筋を作って行うこともあります．胚移植は5〜10分と短時間で終了し，スムーズに進めば痛みはほとんどありません．極度に緊張していたり，操作が困難で痛みを伴ったりすると子宮筋が収縮し，胚を押し出してしまうことがあるので，できるだけゆったりとリラックスして臨みましょう．胚移植が難しくなると予測される人は前もって予行演習し，鎮痛薬や軽い麻酔を用いて胚移植することもあります．

　以前は胚移植後しばらく安静にしていた時代もありましたが，妊娠率に差がないことがわかり，安静時間を取ることなく，すぐに歩いて帰ることができます．

コメント

胚移植の際に懸念されること

　子宮頸管が曲がっていたり狭窄していてスムーズにカテーテルが子宮口に入らず，①胚が長時間カテーテルの中に置かれてしまったり，②移植に長時間かかったり，③腟部を牽引したり，④カテーテルの先が子宮壁にあたって出血したり，⑤子宮に刺激を与え子宮が収縮したりする，などのことが，着床に影響するといわれています．

1 胚の分類と良好胚 ─ どんな胚が着床しやすいか

その人その人に適した卵巣刺激法を選んで，採卵時に成熟した卵子を多数得られるように努め，クリーンな培養環境を維持し，迅速で的確なハンドリングのもとに培養を行うことが良質な胚が得られるための必須条件といえます．そのため，優れた不妊治療施設では，いつもきちんと精度管理された培養室を維持し，高い技術水準をもった医師，胚培養士，看護師の養成に努力しています（ ▶ 参考 ）.

参 考

生殖補助医療に関する認定制度

❶ 2002年度から日本哺乳動物卵子学会では，生殖生理全般にわたって，検定試験を行って，合格した人に生殖補助医療胚培養士（エンブリオロジスト）の資格を与えています．

❷ 日本生殖医学会でも，生殖医療専門医，生殖医療コーディネーター資格認定のための研修，認定試験を行っています．

卵子と精子の受精が完了し，胚となった状態で，胚の良否を顕微鏡下に観察します．受精卵はやがて分割を開始し，順調に進めば2日目（受精後26〜44時間）に2〜4分割，3日目（受精後68〜72時間）では8分割となり，5〜6日目には胚盤胞へと発育します．8分割胚は採卵後3日目に，胚盤胞は5日目に移植します（**図36**）.

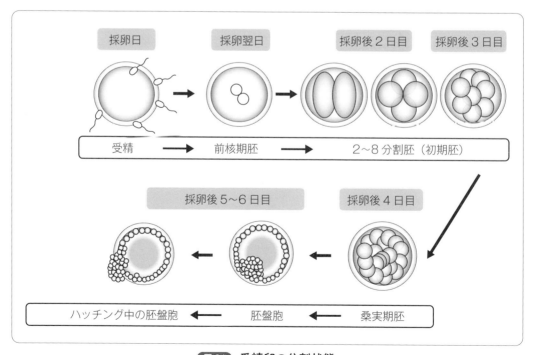

図36 受精卵の分割状態

　この2〜8分割胚の評価によく用いられているのはヴィークの分類で，**図37**に示すように，胚の割球がほとんど同じ大きさで，割球の一部にフラグメンテーション（割球以外の微小な断片）がほとんどみられない場合はグレード1に分類され，着床率も高く良質な胚とされます（**図38**）．これに対して，割球の大きさが大小ふぞろいで変形がみられ，くびれや凹凸がみられる胚は，生命力が弱く着床率が低くなります．特にフラグメンテーションの割合が多くなればなるほど胚の質は悪く，生命力も弱く，染色体異常が増えていきます（グレード5）．この分類法を用いて良好胚のみを選別して移植すれば，ある程度の妊娠率を維持し，多胎率を減らすことができると報告されています[47]．

　以上は胚の形態的な質からみたグレード分類ですが，この十数年の間に，分子細胞遺伝学の進んだ手法が極体や割球の染色体分析に取り入れられるようになり，見た目が良好な胚でも，染色体異常をもつことが明らかとなりました．特に40歳を過ぎた女性では30〜80％に染色体異常が見つかるといわれています（**図39**）．染色体異常があれば，着床しなかったり，着床しても流産してしまいます．

グレード	1	2	3	4	5
卵割球	均等	均等	不均等	均等，または不均等	ほとんど認めず
フラグメンテーション	なし	わずか	なし，またはわずか	多い	非常に多い
〈採卵後〉2日目					
3日目					

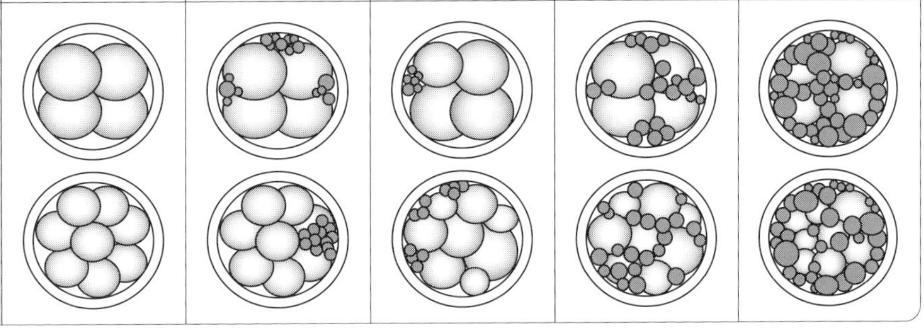

図37 ヒト胚の形態的分類（ヴィークの分類）

（文献47）より作成）

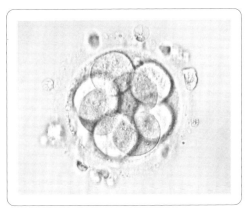

図38 良好な初期胚

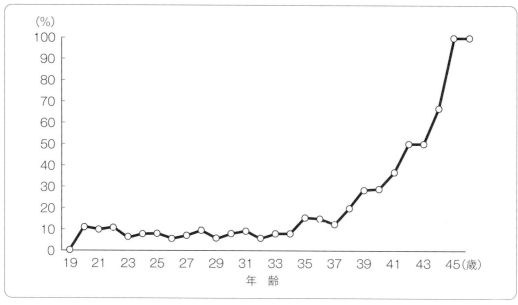

図39 女性の年齢と卵子の染色体異数性異常の発生率

（文献48）より）

　最近，タイムラプスモニタリングシステム（受精後，胚・受精卵の分割・発育などを微速度撮影して観察する装置）を用いて早期の胚の形態的変化を連続的に観察し，良好胚を選別して臨床成績の向上に役立てようとする試みがなされたり，バイオマーカーによる胚の選別が行われつつあります（▶ **参考**）．

参考 ✍

胚の生存能の評価

❶ タイムラプスインキュベーターによる胚の形態的評価

　胚の経時的な形態変化をインキュベーター内で観察・記録できるタイムラプスモニタリングシステムを導入する施設が増えています．胚をインキュベーター外へ取り出して光，温度，酸素などの不適切な環境に曝すことなく胚の発育動態を観察し，良好胚を選別して妊娠率の向上に有益であったとする報告があります[49]．一方，従来のインキュベーター内で培養した胚と比較検討し移植した結果，妊娠率にほとんど差異が認められないとの報告もあります[50]．

　胚の成長をタイムラプスで観察することにより，従来では見過ごしていた胚の分割や成長スピードの異常を見つけて AI でスコア化し，スコアの高い胚を優先して胚移植することにより妊娠に至るまでの時間を短縮し，流産率を低下させることができるのではないかという取り組みが各施設で行われています[51]．

❷ バイオマーカーによる胚の選別移植

　生存能を有する胚の選別のために，形態的評価のほかに培養液中のバイオマーカーを測定して移植する胚の生存率をみようとする試みがなされています．バイオマーカーとしてペプチドなどが測定されていて，その有効性を示した成績が報告されています[52]．非侵襲的であることから，今後，胚の評価法としての研究成果が期待されています．

2　胚盤胞移植（BT）

　採卵翌日に卵子と精子の受精が確認され，採卵後 2～3 日経過した段階で胚移植が行われていた時期もありましたが，近年は，むしろ 5～7 日間培養して着床直前の胚盤胞にまで発育させて移植する，胚盤胞移植が次第に増えてきました．

　1997 年，アメリカのコロラド生殖医療センターのガードナーらによって新しい培養液が開発され，胚盤胞まで育てた移植胚は 25～50％ 以上が着床するという成績が報告されたからです[53]．

　その後，他の研究施設でも 2～3 日目の胚移植と 5～6 日目の胚盤胞移植を比較した場合に，後者の方がより良好な妊娠率が得られたとの成績が相次いで報告されています．つまり胚盤胞まで培養できれば，子宮内膜の implantation window（着床の窓．胚を受け入れやすい受容性のこと）が開いている時期と胚の発育状態とが同期化しているため，着床率が高いと考えられています．胚盤胞移植は，現在では多くの施設で実施されるようになりました．

　胚盤胞移植では，5 日間培養する過程で胚盤胞まで育つ胚と，途中で発育が停止してしまう胚が選別され，着床不能な胚をあらかじめ移植しないですみます．また，胚盤胞 1 個あたりの着床率は 4～8 分割の胚に比べて高く，少数の良好胚を移植することで，妊娠率を下げずに多胎妊娠を減らすことが可能となりました．そのため，胚盤胞の良好胚を形態的に分類し，それに基づいて良好胚のみを選別して移植する施設が多くなりました．

a 評価と分類

　胚盤胞が着床しやすい良好な胚であるかどうか，形態的評価法にはガードナーによる分類がよく用いられています（図 40）．

　① 胞胚の拡張の状態，② 内細胞塊（ICM：胎児となる部分）の状態と栄養外胚葉（TE：胎盤となる部分）の発育・分化状態を顕微鏡下で観察して指標とし，分類します．

　胚盤胞では，細胞の増殖につれ胞胚腔は次第に広がり，胚の半分を占め，初期胚盤胞となり，さらに拡張し続けて透明帯が薄くなって拡張期胚盤胞へと発育していきます．栄養外胚葉は，透明帯の一部から突出し，やがて完全に脱出した状態となります（図 40-a）．拡張期胚盤胞となった時期に，内細胞塊に多数の細胞を認め，硬く密集しているものを A，細胞同士の接着が疎らで細胞数が少ないものを B，細胞数が非常に少ないものを C と分類しています．栄養外胚葉についても，細胞が多く密な A，やや少ない B，極めて少ない C の 3 段階に分類します（図 40-b）．そしてこの胚の発育段階と，内細胞塊と栄養外胚葉の発育・分化状態を指標として，胚盤胞を 5AA，4AB などと分類します．通常 3BB 以上が良好胚とされ，着床する確率が高まるとされています（図 41）．

　培養を続けて胚盤胞まで発育できるのは，受精卵の 30～50％ 程度といわれています．しかし，高い妊娠率を期待してこの方法を選んだのに，すべての胚が死滅してしまい，まったく胚移植ができない場合もあり，結局採卵周期あたりの妊娠率は変わらなかったと

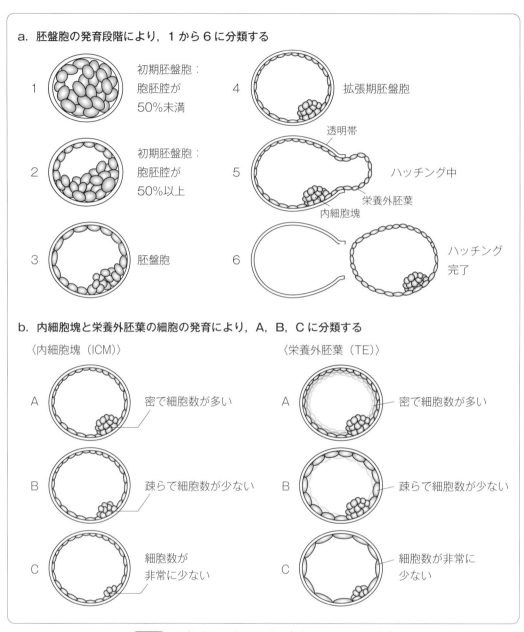

a. 胚盤胞の発育段階により，1から6に分類する

1 初期胚盤胞：
胞胚腔が
50％未満

2 初期胚盤胞：
胞胚腔が
50％以上

3 胚盤胞

4 拡張期胚盤胞

5 透明帯　ハッチング中
栄養外胚葉
内細胞塊

6 ハッチング
完了

b. 内細胞塊と栄養外胚葉の細胞の発育により，A，B，Cに分類する

〈内細胞塊（ICM）〉

A 密で細胞数が多い

B 疎らで細胞数が少ない

C 細胞数が
非常に少ない

〈栄養外胚葉（TE）〉

A 密で細胞数が多い

B 疎らで細胞数が少ない

C 細胞数が非常に
少ない

図40 胚盤胞の評価と分類（ガードナーの分類）

（文献 53）より作成）

　の報告も出されています．胚盤胞が順調に発育していくかどうかを予測するマーカーは，現在のところありません．胚盤胞移植には長所はありますが，短所として**表17**に示したように，胚盤胞移植を選択することによって，培養日数，培養液の使用量，培養操作などが増え，コストは高くなります．また，培養環境，技術，培養液などが適切でないと胚の質が劣化し，かえって妊娠率が低下します．一卵性双胎が増加するとの報告もみられます[54]．

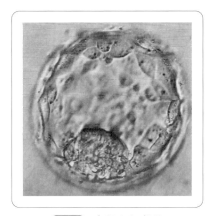

図 41　良好な胚盤胞

表 17　胚盤胞移植の長所と短所

長　所
・より生存性の高い良質の胚の選別ができる
・胚と子宮内膜着床環境の同期化により着床率が高まる
・胚移植後の子宮収縮がより少ない時期に移植するため　着床率が高まる
・単一胚移植により多胎の防止ができる

短　所
・胚の操作と培養過程が長くなり費用が増加する
・培養期間の延長により後天的遺伝子修飾と一卵性双胎　の可能性が高まる

b 適　応

　多くの受精卵が得られた場合，良好胚を選ぶことができるため胚盤胞移植は有効です．日本産科婦人科学会の見解（p.75）により 35 歳未満の女性の場合は移植する胚を 1 個としているため，単一胚移植を行うことで多胎妊娠を防止できる利点があります．胚盤胞移植は，培養環境・培養液の進歩・改良とともに次第に増えていて，良好な成績が得られています．しかし，アメリカ生殖医学会（ASRM）では採卵できる卵子の数がもともと少ない女性では，胚盤胞に到達する胚自体が少なくなり，初期胚と胚盤胞移植の妊娠率，生産率に差はないと報告しています[55]．

c 胚盤胞移植の応用

① 2 段階胚移植法（2-step embryo transfer）

　滋賀医科大学の野田教授（当時）と後藤らは，受精後 2 日目に初期胚を，5 日目に胚盤胞を移植し，合わせて 2 回移植する 2 段階胚移植法を提唱しました．そして，59.7% 近くが妊娠に成功したと報告しています[56]．なぜ着床率が高まるかまだ仮説の域を出ていませんが，最初に子宮に移植した胚から出る物質が着床しやすくなるように内膜の環境を整

え，着床を促進するためといわれています．

この2段階胚移植法は，まだ多くの医療機関によって追試される必要がありますが，日本産科婦人科学会から前述の原則として単一胚移植とするという見解が出されたことで，少し問題を抱えることになりました．

② シート法（SEET 法）

後藤らは，その後，2段階胚移植法の代わりにシート法（SEET 法：子宮内膜刺激胚移植法）を提唱しました[57]．胚盤胞とその培養液を別々に凍結保存し，胚移植周期でまず2日目に凍結培養液を融解して子宮内に注入し，その3日後に胚盤胞を移植する方法で，培養液中に含まれる着床促進因子の作用を期待して行われます．2段階胚移植法と比べて複数個の胚は必要なく，多胎妊娠の心配もありませんが，培養液の凍結保存とその1回分の移植（注入）操作を必要とし，その有効性については，今後，症例を重ねることが大切です．

3 補助孵化 — アシスティッドハッチング（AH）

卵細胞を取り囲む透明帯には，受精するときに多精子受精を防ぐ役割，分割の途中で細胞がばらばらに離れてしまうことを防ぐ役割など，いろいろな働きがあります．胚の分割が進み胚盤胞になるまではその透明帯の中で成長しますが，さらに成長が進むとその透明帯から脱出し，子宮の内膜に着床します．なかなか着床しない胚に対して，透明帯からの胚の脱出を助けて着床率を高める操作を補助孵化（アシスティッドハッチング［AH］）といいます（2022 年4月に保険収載）．

a 安全性

補助孵化は 1990 年に発表されてから現在に至るまで，化学的，機械的あるいはレーザーを用いるなどのさまざまな方法が発表され実施されてきました．レーザーによる補助孵化については，タンパク質や DNA に影響を与えないとされる波長域でごく短時間照射を行います（図 42）．

この技術は，将来胎児になる内細胞塊その他に悪影響はないとされています[58]．一方で，補助孵化を行った胚からの妊娠には，3日目の初期胚では二絨毛膜一卵性双胎，5日目の胚盤胞では一絨毛膜一卵性双胎の発生率が高いという報告もみられます．

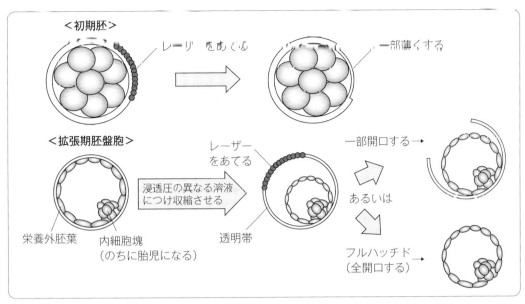

図42 補助孵化（アシスティッドハッチング）の方法

b 適　応

① 特に原因がなく，何度胚移植を行っても着床しない（反復着床不全）女性.

② 30歳代後半以降の比較的年齢の高い女性.

③ 透明帯の厚い胚.

④ 凍結胚を融解・胚移植する場合（凍結の操作によって透明帯の硬化が起こると考えられるため）.

⑤ その他：フラグメンテーション（胎児になる以外の細胞）が多い胚，発育遅延胚（胚盤胞）の場合，子宮内膜が薄い場合，卵胞刺激ホルモン（FSH）基礎分泌値が高い女性など.

　ただし，補助孵化の効果について疑問を示す研究も発表されており，すべての胚に行うべき技術ではないとの意見もあります[59]. また，胚盤胞培養をし，自然に透明帯から脱出した場合は，補助孵化を行う必要はなく，そのまま胚移植します.

4 子宮内膜の状態と着床との関係

　移植時の子宮内膜の状態は，妊娠成立にとって重要な役割を担っています．子宮内膜の厚さは，月経周期4日目では，約4〜5 mmで最も薄く，卵胞ホルモン（E_2）の分泌増加に伴って次第に厚さを増し，9日目には8〜10 mmとなり，排卵直前には中央のラインをはさんで前後にきれいなラインを描き，木の葉状の3層構造（リーフパターン）を示します（図43）．排卵後は，黄体ホルモン（P_4）が分泌され，内膜は次第に厚さを増して分泌期内膜となり，均質なエコー像を示すようになります（図44）.

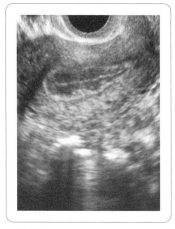

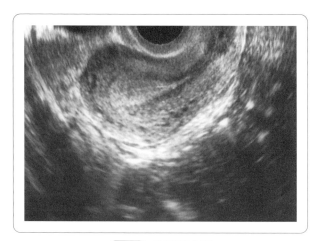

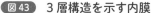
図43　3層構造を示す内膜　　　　　図44　分泌期内膜

　着床するためにはこのように十分に発育した内膜状態が必要ですが，子宮内膜が5mm未満と薄く発育不良であったり，16mm以上に不規則に異常増殖している場合には着床する確率は低くなります[60,61]．子宮内膜ポリープや子宮粘膜下筋腫があるときも同様です．

　また，流産を繰り返し内膜が欠損・癒着していたり，クロミフェン（クロミッド®）を長期にわたって服用していた女性も内膜は次第に薄くなり，着床しにくくなります．このような場合には新鮮胚移植を行わず，胚を凍結し次周期以降の内膜調整周期で移植することが推奨されています．

　子宮内膜の胚を受け入れやすいimplantation window（着床の窓）が開いている時期は，ヒトでは通常，排卵日を0日として数えて約7±2日後と推定されています[62]．

　しかし，多くの卵子を得るため卵巣を刺激し過排卵させた周期はホルモン的には高卵胞ホルモン状態が持続しており，内膜の胚受容性が低下するといわれ，むしろその周期に移植するより，胚を凍結保存し，次周期以降に移植した方が妊娠率が高まるとの報告が多くなりました．それは胚の凍結保存技術が急速に進歩したためで，融解後に胚移植を繰り返すことにより，1回の採卵による累積妊娠率を高め，一方では多胎を予防することにつながります．

5　反復着床不全と子宮内膜スクラッチによる着床促進

　一般的に，形態良好胚を3回以上移植しても妊娠成立に至らない状態を反復着床不全（RIF）といいます（第12章を参照）．反復着床不全の原因はいろいろな病態が考えられますが，子宮粘膜下筋腫，子宮内膜増殖症，子宮内腔癒着などの器質的病変が認められない原因不明の反復着床不全に対して，移植する前の周期に子宮内膜細胞診に用いる子宮内膜ブラシなどでスクラッチする（局所的刺激を与える）方法や，子宮鏡検査などの機械的操作を行って子宮内膜に意図的な損傷を与える方法により，着床を改善したとの報告があります[63,64]．

　しかし，子宮内膜をスクラッチすることなどがなぜ着床率を上昇させるのか，現在ではまだ病態生理が十分に解明されておらず，より多くのデータが得られるまで積極的にすすめるべきではないとの意見もあります[65]．

　また，近年，慢性子宮内膜炎が反復着床不全の原因の1つではないかと考えられています．反復着床不全患者の3分の1に慢性子宮内膜炎がみられたとの報告もあります．慢性子宮内膜炎は，子宮内膜の一部を採取して病理検査で診断します．一般的に，形質細胞が内膜間質に認められることで診断されますが，治療は経口抗菌薬の投与によって行い，慢性子宮内膜炎の治癒確認後の初回生産率が改善したとの報告があります[66]．

6　移植胚数についてのガイドライン

　体外受精が始められた頃は，妊娠率が最も高いとされる3〜4個の胚を移植していました．しかし，良質な胚を移植して，双胎や品胎（3胎）妊娠が成立すると，低出生体重児，妊娠高血圧症候群，早産が多くなります．また，妊娠・分娩中の管理も難しく，生まれてきた赤ちゃんは，中枢神経系の発達や肺機能が未成熟で新生児集中治療室（NICU）に収容しなければならなくなります．

　最近，多胎妊娠を防止するため，単一胚移植を行うようにガイドラインを提示している国が増えてきました．わが国においても，2008年4月に改定された日本産科婦人科学会の「生殖補助医療における多胎妊娠防止に関する見解」では次のように示されています．

> 　生殖補助医療の胚移植において，移植する胚は原則として単一とする．ただし，35歳以上の女性，または2回以上続けて妊娠不成立であった女性などについては，2胚移植を許容する．治療を受ける夫婦に対しては，移植しない胚を後の治療周期で利用するために凍結保存する技術のあることを，必ず提示しなければならない．

　このガイドラインによって，わが国において生殖補助医療（ART）を行う場合，日本産科婦人科学会への登録施設では胚の凍結保存の設備と技術をもつ必要が出てきました．

a 海外における多胎妊娠防止策[67]

　2017年，アメリカ生殖医学会（ASRM）の委員会は，次のように胚移植数の制限に関するガイドラインを改訂し，単一胚移植をすすめ多胎妊娠を減少させるための努力をしています．

① いずれの年齢においても正倍数性の胚移植は最も予後が良好と考えられ，胚移植の数は1個に制限すべきである．

② 35歳未満の患者においては胚の発育段階にかかわらず1個の胚移植をすすめるべきである．

③ 35〜37歳の患者においては単一胚移植について十分に考慮すべきである．

④ 38〜40歳の患者においては3個超の初期胚あるいは2個超の胚盤胞移植を行ってはな

らない．正倍数性の胚が認められたならば１個の胚盤胞移植とすべきである．

⑤ 41～42歳の患者においては４個超の初期胚を，また，３個超の胚盤胞移植を行ってはならない．正倍数性の胚が利用できる場合には単一胚盤胞移植を試みるべきである．

アメリカでは，ある程度の妊娠率を維持するため，胚移植数について女性の年齢が考慮されています．多胎妊娠・分娩が明らかに胎児，母体に悪影響を及ぼすことについては各国とも異論はなく，今後多くの国でも単一胚移植へと向かっていくと思われます．

B 胚移植後の生活と黄体期の管理

以前，胚移植後はクリニックのベッド上で安静にしてから帰宅するのが一般的でした．最近のデータでは，安静時間はまったく妊娠率に関係ないとする報告[68]もあり，各施設で「安静時間なし」から「数時間」と対応が異なっています．

胚移植後，精神的に緊張するとよい結果を得られませんので，音楽でも聴きながらリラックスして過ごしましょう．

1 胚移植後の日常生活

胚移植後，胚が着床するまでに初期胚では３～５日，胚盤胞では１～２日はかかります．この間，心身ともにゆったりとした生活を送ることが大切です．性生活は避けましょう．仕事をもっている人は，激しい肉体労働や精神的ストレスを感じる仕事は避けたいものです．ゴルフ，テニス，スキーなどのスポーツも，どちらかといえば避けた方がいいでしょう（**表18**）．通常のオフィスでの仕事，家庭での生活はそのまま続けても構いません．

採卵に続き，新鮮胚移植をした場合，注意しなければならないのは，卵巣過剰刺激症候群の発生です．卵巣を刺激し多数の卵胞を発育させて採卵できた高反応の方は，黄体が多く形成され卵巣が腫大しています．このような場合に胚移植を行い，特に妊娠した場合には，胚移植後12～14日頃には早くもお腹が張って，下腹部や胃のあたりが痛くなったりします．腹水が溜まり，血液が濃縮し，重症化すると血栓ができることもあり，入院治療が必要になることもあります（第10章を参照）．

一方，凍結融解胚移植では，自然周期でもホルモン補充周期でも卵巣は腫れていないので卵巣過剰刺激症候群は起こりません．

近年，日本では世界各国に比べても凍結融解胚移植が増加し，出生児数も増えています．これは凍結法の技術の進歩によるもので，選択的単一胚移植と全胚凍結が日本ではこれからも増加していくと考えられ，それにつれて卵巣過剰刺激症候群も減少していくと思われます．

表18 胚移植後の生活での留意点

控えたいこと

- 性生活
- 重いものを持ったり，激しい長時間の肉体労働
- ゴルフ，テニス，スキーなどのスポーツ
- 自動車の運転（長時間・高速でのストレスの多い），自転車の運転
- 熱い湯での長時間の入浴（胚移植後しばらくの間はぬるめの湯加減［38℃くらい］でさっと）

守っていただきたいこと

- 規則正しい生活
- 心身ともにゆったりし，十分な睡眠と休養
- バランスのとれた食事
- 水分摂取を心がけ，脱水にならないようにする
- 体重・腹囲の変動，尿量の減少などをチェックする

2 黄体期の管理

　採卵した後，卵胞は黄体となり，黄体ホルモンと卵胞ホルモンを活発に分泌します．この黄体ホルモンが胚の妊娠維持に非常に大きな役割を果たしています．基礎体温は，高温相を示しています（p.13の**図4**）．

　胚移植後，着床を助けるため，黄体ホルモン剤，卵胞ホルモン剤やヒト絨毛性性腺刺激ホルモン（hCG）剤を投与したりします．どのホルモン剤を投与するか，あるいはまったく投与しないかは，卵巣から分泌される黄体ホルモン，卵胞ホルモンの値，卵巣の腫大の程度，腹水の有無によって決められます．そのため，採卵後も必要に応じて通院が必要です．黄体ホルモン剤は，筋肉注射あるいは坐薬，経口薬などを用います．卵胞ホルモン剤は子宮内膜を厚く維持し，黄体ホルモンが作用する環境を作ります．hCG剤の投与は卵巣が大きく腫れている人には不向きで，投与によりかえって卵巣が腫れたり，腹水が溜まったりします．

　胚移植後2週間前後で，着床に成功したかどうか妊娠反応によって確かめます．採卵に続く新鮮胚移植で妊娠が成立すると，着床した胎児の胎盤からhCGが分泌されるため，卵巣の腫大がひどくなり，卵巣過剰刺激症候群が発生し，長引くことがあります．場合によっては入院して管理する必要もあります．妊娠が成立しないと，黄体は退縮し卵巣からのホルモン分泌は急速に減少し，大きく腫れていた卵巣は月経開始とともに，再び卵巣刺激前の正常な状態に戻ります．

　着床に成功すると，胚移植後2週間で妊娠反応が陽性となり，これを化学的妊娠といいます．さらに1週間たって妊娠5週になると胎囊がみられ，この時点で初めて臨床的妊娠と定義されます．6週になると卵黄囊の横に胎児の心拍を確認することができます（**図45**）．妊娠5週を過ぎても胎囊が確認できない場合は，単に化学的妊娠であったのか，あるいは

異所性妊娠（子宮外妊娠）の可能性があるのか注意深く観察しなければなりません.

9週になると，胎児は頭と胴体が分かれたヒトらしい姿になり，小さな手足も見えてきます（図46）.

受精から出産までの一般的な経過を図47に示します.

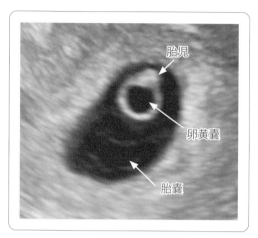

図45　胎児と卵黄嚢

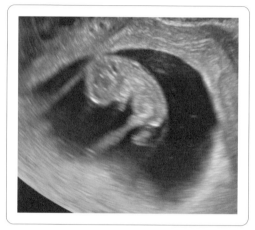

図46　9週ぐらいの赤ちゃん

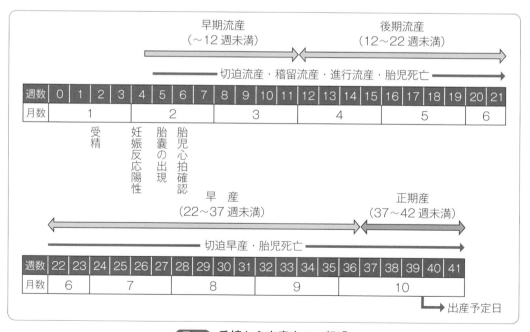

図47　受精から出産までの経過

第8章

凍結融解胚移植と
臨床応用

　1983 年，オーストラリアのトロウソンらにより，体外受精によって得られた受精卵（胚）を凍結保存したのち融解し，移植をして妊娠したことが報告されました（p.8 の**表 2**）[3]．そして同年，オランダで最初の出産に成功しています．

　わが国でもそれより遅れること 6 年後の 1989 年に，東京医科歯科大学で凍結融解胚の移植による最初の出産例が報告されました．その後 2005 年にはガラス化凍結法による出産例が報告され，世界的にも本法が急速に普及し出産例が大幅に増加してきました．

　こうした受精卵（胚）の凍結保存と融解後の妊娠・出産の成功によって，卵巣刺激で多くの卵子が得られた場合，受精卵（胚）を廃棄せずに凍結保存し，その後数回に分けて移植を行えるようになり，採卵 1 回あたりの累積妊娠率は高くなりました．

　最近の日本産科婦人科学会の報告では，凍結融解胚移植は新鮮胚移植に比べ胚移植あたりの妊娠率が向上しています（**図 48**）．また，新鮮胚移植により出産された児に比べて，凍結融解胚移植により出産された児の数がはるかに増えています（第 11 章を参照）．胚の凍結保存法の進歩とともに胚，卵子，卵巣組織の凍結保存と臨床応用の拡大へと進んでいます．卵子と胚を凍結する意義について**表 19** にまとめました．

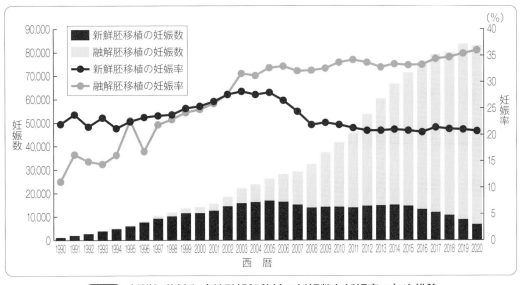

図 48 **新鮮胚移植と凍結融解胚移植の妊娠数と妊娠率の年次推移**

（文献 69）より作成）

表19　卵子・胚の凍結保存の意義と見解

① 卵巣刺激や採卵による心身への影響と経済的負担の軽減
② 移植胚数の制限による多胎妊娠の回避
③ 全胚凍結による卵巣過剰刺激症候群の予防
④ 適切な時期に胚を移植できる
⑤ がん治療とうまく組み合わせることにより生殖妊孕性を維持・回復できる
⑥ 卵子凍結の社会的適応によって加齢による妊孕力低下を防ぐことができる

〈参考〉日本産科婦人科学会倫理委員会の見解

　凍結保存による卵子・胚は卵子の採取を受けた女性に移植されるもので，その卵子・胚の凍結期間は女性の生殖年齢を超えないこと，胚については夫婦関係が維持されている期間としている．また，医学的適応による卵子・胚（受精卵）および卵巣組織の凍結保存についても，原疾患に対する外科療法・化学療法・放射線療法を行うことで妊孕性が失われると予測される場合に行われ，その安全性，保存期間，その他について説明と同意が交わされることが必要とされている．

A　胚の凍結保存

1　胚の凍結保存・融解法の問題点

　凍結する胚が生命力の高い良質の胚でないと，凍結あるいは融解時に胚の質が劣化したり，融解したときに胚細胞が変性に陥って移植することができなくなります．

　また，凍結保存には複雑な過程と技術が必要で，費用もかかります．凍結胚の保存期間と胚廃棄に関しても倫理的問題があり，多くの不妊治療施設では院内での取り扱い規約を設け，治療を受けるカップルと医師との間で説明と同意がなされた上で実施されています．

　凍結保存期間は，通常2〜3年間と決められています．そして，万一カップルが離別した場合，死亡した場合，あるいはカップルの一方が移植に反対した場合や所定の保存期間を超え，再保存の手続きの意思を示さなかった場合など，廃棄に関する規定が設けられています．

　また，最初の新鮮胚で妊娠・分娩を終え，次の赤ちゃんの出産を希望するカップルでまだ十分に体力が回復していない場合，あるいは社会的・身体的理由などで，取り決めた保存期間内に移植できない場合は，保存期間の延長をそれぞれの施設で取り交わすことが多いようです．

2　凍結融解胚移植のリスク

　胚を凍結保存し，それを融解して胚移植した場合，赤ちゃんや母体にリスクはないのか

と心配される人が多いようです．この問題に対して，新鮮胚で出産した場合との比較をした成績が多くの施設で発表されています．たとえば，1995 年から 12 年間以上にわたってデンマークで行われた，凍結融解胚移植妊娠後に出産された 1,267 人の赤ちゃんについて，同じ時期に新鮮胚移植妊娠後に出産された 17,857 人と比較した大規模調査の結果では，生まれた赤ちゃんの健康状態にほとんど有意差がみられなかったとしています[70]．

　一方，凍結融解胚移植妊娠の母体と新生児の転帰について 2008 年から 2010 年の 3 年間に日本の生殖補助医療登録施設を対象に新鮮胚移植妊娠と比較した調査研究によると，凍結融解胚移植では早産，2,500 g 以下の低出生体重児の割合が低かったものの，妊娠高血圧，産後出血，癒着胎盤の母体リスクが上昇していたと報告され[71]，海外の論文[72]でも同様の報告がなされています．

　また，凍結融解胚移植の中でも自然周期に比べ，ホルモン補充療法おける妊娠が癒着胎盤のリスク因子であるとする報告もあります[73]．

　海外でも凍結融解胚移植の妊娠が増えていますが，まだ新鮮胚移植の割合が高いです．一方，日本では特にその傾向が強く，日本産科婦人科学会の ART データブックによると，2020 年に生殖補助医療で生まれた 60,381 人の赤ちゃんのうち 55,503 人（91.9%）が凍結融解胚移植妊娠でした．

　凍結融解胚移植は新鮮胚移植に比べ，妊娠率が高いのですが，今後はリスク因子には何が関係しているのかの研究を行い，赤ちゃんだけでなく，お母さんにもより安全な方法を長期的に模索していく必要があります．

B　卵子の凍結保存と倫理的問題

　卵子の凍結保存技術は，第三者からの卵子提供による体外受精も容易にし，その場合は，① 提供者に卵巣刺激と採卵によるリスクがあること，② 提供者に対する金銭の授受などが発生すること，③ 家族との関係が複雑になりトラブルが発生する可能性のあること，などが問題になってきます．わが国では日本産科婦人科学会の見解により卵子提供による体外受精を行うことができません．

　しかし，妊孕期における女性にがんが発生した場合，化学療法，放射線療法の治療前に妊孕力維持のため卵子を凍結保存することは行われてきました．

　一方，若年女性からの卵子凍結の要望も増えています．未婚のまま加齢とともに卵巣機能が低下し，妊孕力が失われていくことについて，「社会的適応」としての卵子の凍結保存が行われるようになってきたのです．

　その場合，① 卵子の凍結保存は妊娠する可能性のある時間を延長するための方法であって，将来必ずしも子どもをもてることを保証するものではない，② 38 歳以上の女性の卵子の凍結保存は推奨できない，などの議論がなされています．

　日本では，日本生殖医学会倫理委員会が 2013 年にガイドラインを発表し，卵子の採取

時の年齢が 40 歳以上，使用時の年齢が 45 歳以上は推奨できないと年齢制限を設け，本人が生殖可能な年齢を過ぎた場合は破棄できるとしています．

C 凍結保存卵巣組織移植による妊娠・出産

　悪性リンパ腫で化学療法・放射線療法により不妊になった 32 歳の女性に，治療前に凍結保存していた卵巣組織の移植を行ったところ，排卵が起こり妊娠・出産した例が 2004 年にベルギー（ブリュッセル）のルーバン大学で報告されています．このように，がんに罹患しても卵巣組織の凍結保存技術を使って妊孕力の維持ができるようになりました（**表 20**, ▷▷ 参考 ）．

　日本では，2020 年 4 月現在で約 45 施設が卵巣組織の凍結保存が可能で，最近では施設数の増加が伝えられています．

表 20 胚，卵子，卵巣組織の凍結保存における長所と短所

	胚凍結	卵子凍結	卵巣組織凍結
治療可能年齢	思春期以降	思春期以降	思春期以前の低年齢から
パートナー	必要	いなくても可	いなくても可
長　所	確立された治療 良好な治療成績	将来の婚姻関係に柔軟に対応	月経発来前でも可 迅速に始められる
短　所	保存期間，破棄など倫理問題が発生	がんへの適応の場合，原疾患への影響が不明 妊娠率が低い	原疾患への影響が不明 卵巣内のがん細胞が移植される可能性 技術が未確立 費用が高価

参考 🖎

凍結保存技術とがん治療（図 49）
　放射線療法や抗がん剤治療によって失われるおそれのある生殖機能を維持する目的で，卵子・精子・胚・卵巣組織などを凍結保存し，がんの治癒後にそれらを移植することで赤ちゃんをもてるような試みが広く行われています．血液がん，乳がん，卵巣がん，子宮がん，精巣がんなどがその対象疾患で，凍結保存技術の進歩がこれを可能にしたといえます．

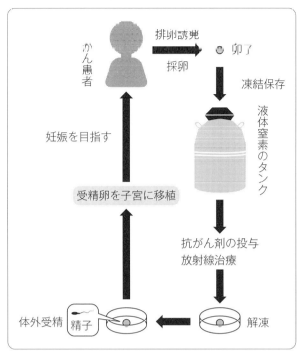

排卵誘発

採卵

卵了

凍結保存

液体窒素のタンク

かん患者

妊娠を目指す

受精卵を子宮に移植

抗がん剤の投与
放射線治療

体外受精

精子

解凍

図49　がん治療と卵子の凍結保存

D 凍結融解胚移植の実際

　新鮮胚移植で妊娠に至らなかった場合や全胚凍結で胚移植をする場合，いつ，どのように胚移植をするかが次の問題となります．

　凍結融解胚移植は，採卵から始める周期に比べて肉体的，時間的ストレスを減らすことができ，最近日本では胚移植の 90% 近くがこの方法になっています．

　採卵後新鮮胚移植では採卵日からの日数で胚移植日が決まりますが，凍結融解胚移植では移植日に胚の発育ステージと子宮内膜を同期させる必要があり，排卵周期で行う場合とホルモン補充周期で行う場合があります．移植日が決まれば，胚移植は日帰りで，短時間で終了します．

1 排卵周期での凍結融解胚移植

　月経開始後 3〜5 日目に胞状卵胞，黄体嚢胞，子宮内膜症性嚢胞の有無と子宮内膜が菲薄化しているかを超音波で確認し，必要によっては内分泌血液検査を行います．月経周期の 10〜13 日目頃に来院してもらい，子宮内膜の厚さとリーフパターン（排卵前は木の葉のように見える；p.74 の**図43**）を確認し，主席卵胞を計測します．無月経や希発月経など月経周期が不整な女性は排卵誘発剤（クロミフェン，レトロゾールなど）や下垂体性性

腺刺激ホルモン（FSH/hMG）剤投与を行うこともあります．いずれの場合も内膜が十分に発育し，主席卵胞が 16 mm 前後になったところで血中 E_2 と LH（場合により尿中 LH）の測定を開始します．血中 LH が上昇を開始し（尿中 LH が陽性［+］となる），排卵が起こって黄体ホルモン（P_4）の分泌が開始した日（1 ng/mL 以上）から考慮し，排卵 3 日目に 8 分割胚を，5 日目に胚盤胞の移植を行います（**図 50**，　**▶ コメント**）．主席卵胞が 20 mm になったところでヒト絨毛性性腺刺激ホルモン（hCG）を投与して，2 日後を排卵とする場合もあります．

　胚移植後は一般的には黄体ホルモン補充として，黄体ホルモン注射や hCG 注射，腟坐薬の投与を受けます．

　胚移植から 12〜14 日目に妊娠反応検査を行い，妊娠成立後 5 週で胎嚢が，6 週目に入ると胎児心拍が確認できるようになります．

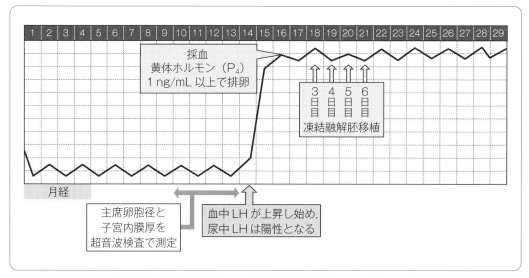

図 50　自然排卵周期での凍結融解胚移植のスケジュール

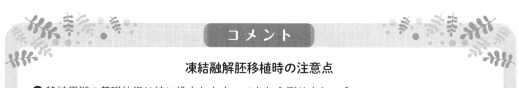

凍結融解胚移植時の注意点

❶ 移植周期の基礎体温は特に役立ちます．できたら測りましょう．

❷ 移植する際，子宮内膜の厚さが少なくとも 7〜8 mm で分泌期の内膜に変化していることが必要です．そのため超音波検査で内膜の厚さを計測し，また，排卵後に採血して黄体ホルモンが十分に分泌されていることを確認します．

2 ホルモン補充周期の凍結融解胚移植

　月経異常を示す女性には，排卵誘発を行って胚移植する方法もありますが，はじめから計画的に卵胞ホルモン剤を投与して子宮内膜を発育・増殖させ，次いで黄体ホルモン剤を投与して分泌期内膜としたのち，胚移植を行う方法があります（**図51**）．この方法を用いると，ほぼ決められた日に安定して移植することができますが，妊娠成立後は妊娠9〜10週頃まではホルモン補充を行わなければなりません．その頃になると，胎盤から卵胞ホルモンと黄体ホルモンが十分に産生されてきて，ホルモン補充の必要がなくなります．

　補充療法の長所は，内膜が薄くて移植に適さないと判断されたときに卵胞ホルモン剤を増量し，内膜が十分に厚くなるまで待って移植することができる点です．また，予定した日に移植を希望する人には向いている方法といえます．

　ホルモン補充を開始する前の周期に黄体ホルモン製剤や低用量卵胞ホルモン・黄体ホルモン配合剤（LEP）の投与が行われることがあり，移植日の調整や移植周期前の黄体囊胞などからの不規則なホルモン分泌を防ぐ目的で試みられています．また，性腺刺激ホルモン放出ホルモン（GnRH）アゴニストの投与を行って卵胞発育を抑えてから移植する施設もありますが，高価で保険診療では認められていないことが問題です．

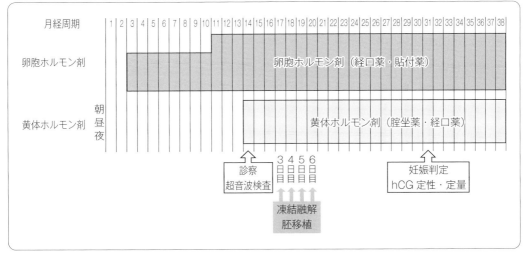

図51 **ホルモン補充周期での凍結融解胚移植のスケジュール**

月経周期3〜5日目から経口卵胞ホルモン剤あるいは貼付薬を使用し，適宜増量する．その後，超音波検査により子宮内膜を測定して，子宮内膜が十分に発育し厚く（7〜10 mm）なった日より，黄体ホルモン剤を併用する．黄体ホルモン剤併用開始を1日目として，黄体ホルモン投与4日目に8分割胚を，6日目に胚盤胞の移植を行う[74]．

経口卵胞ホルモン剤としてジュリナ®錠（エストラジオール）などがあり，貼付薬としてエストラーナ®（エストラジオール）が用いられる．黄体ホルモン剤としてはプロゲステロンの筋注，経口薬として，デュファストン®錠などが用いられてきたが，最近では，新しいプロゲステロンの腟坐薬としてルティナス®，ウトロゲスタン®，ルテウム®，ワンクリノン®が導入され，広く使われるようになっている．

最も多く用いられている方法ですが，母体合併症が若干増加するとの報告も多く，もともと周産期の母体合併症の発症リスクが高い女性（**表21**）では，特に注意してどの凍結融解胚移植法が自分に適しているのか担当医としっかり相談することが大切です．

表21 母体合併症がハイリスクな女性

・高血圧，肥満，脂質異常症がある
・子宮の手術歴がある（帝王切開，子宮筋腫核出術，流産・中絶手術，中隔子宮）
・高齢妊娠
・多産婦
・喫煙者

第9章

不妊症の原因となる重要疾患

A 多嚢胞性卵巣症候群（PCOS）

　排卵障害の中で，多嚢胞性卵巣症候群（PCOS）と診断される症例はかなり多く（**図52**），女性の5〜10%といわれています．その病態は多様で，月経異常を示すほかに，多毛，にきびなどの男性化症状，肥満，脂質異常症，2型糖尿病，子宮内膜増殖症などを合併する場合があります．その診断基準は国際的に必ずしも一定ではありませんでしたが，2003年，オランダのロッテルダムで，そして2007年にはわが国でも本疾患に対する新しい診断基準が発表されました（**表22**）．

　多嚢胞性卵巣症候群で不妊を訴える女性に排卵誘発を行っても，すぐには妊娠に結びつかず，多胎妊娠，早期流産，卵巣過剰刺激症候群の発生に悩まされたりすることがあります．クロミフェン（クロミッド®）は排卵誘発剤として最初に選択される薬剤ですが，妊娠しないままに5〜6周期投与していくうちに，次第に子宮頸管粘液の分泌量が少なくなり，子宮内膜の厚さが薄くなったり，着床しにくくなったりします．

　治療開始にあたっては，体重過多の是正，十分な運動，喫煙の中止，過度の飲酒を慎むなどの規則正しい生活習慣を心がけることが大切です．

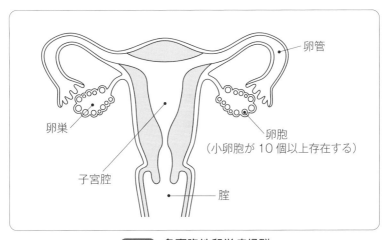

図52 多嚢胞性卵巣症候群

両側卵巣は腫大し，その表面に多数の嚢胞化した大小の卵胞を認める．

表22 多嚢胞性卵巣症候群の診断基準

以下の1〜3のすべてを満たす場合を多嚢胞性卵巣症候群とする.
1. 月経異常
2. 多嚢胞卵巣
3. 血中男性ホルモン高値またはLH基礎値高値かつFSH基礎値正常

注1) 月経異常は,無月経,希発月経,無排卵周期症のいずれかとする.
 2) 多嚢胞卵巣は,超音波断層検査で両側卵巣に多数の小卵胞がみられ,少なくとも一方の卵巣で2〜9mmの小卵胞が10個以上存在するものとする.
 3) 内分泌検査は,排卵誘発薬や女性ホルモン薬を投与していない時期に1cm以上の卵胞が存在しないことを確認の上で行う.また,月経または消退出血から10日目までの時期は高LHの検出率が低いことに留意する.
 4) 男性ホルモン高値は,テストステロン,遊離テストステロンまたはアンドロステンジオンのいずれかを用い,各測定系の正常範囲上限を超えるものとする.
 5) LH高値の判定は,スパック-Sによる測定の場合はLH≧7mIU/mL(正常女性の平均値+1×標準偏差)かつLH≧FSHとし,肥満例(BMI≧25)ではLH≧FSHのみでも可とする.その他の測定系による場合は,スパック-Sとの相関を考慮して判定する.
 6) クッシング症候群,副腎酵素異常,体重減少性無月経の回復期など,本症候群と類似の病態を示すものを除外する.

（文献75）より）

1 治療方針

　排卵誘発剤を用いる場合は,まずクロミフェン投与から始めますが,十分な反応が得られない場合,ヒト下垂体性性腺刺激ホルモン（FSH/hMG）剤の併用あるいは低用量FSH漸増療法に切り替えます.2009年の日本産科婦人科学会のガイドラインでは,多嚢胞性卵巣症候群の女性に対してインスリン感受性改善薬であるメトフォルミン（メトグルコ®）や副腎皮質ホルモン（ステロイド）剤との併用療法も提示されています（ ▶ **参考** ）.

　クロミフェン投与によっても排卵が認められなかった例や,FSH/hMG剤による排卵誘発に際し,卵巣過剰刺激症候群が発生したり,なかなか妊娠できなかったりした例に,腹腔鏡下で多数の嚢胞化した卵胞の一部に針状の電気メスで多数孔（あな）をあける卵巣多孔術も選択されます.

　月経が整調になり,ホルモン環境の改善とともに,自然排卵が60〜70%に,自然妊娠が40〜60%に認められたとの報告がみられます.また,にきびや多毛などの改善がもたらされた例なども報告されています.しかし,孔を開ける箇所があまり多すぎると卵巣の

参考

多嚢胞性卵巣症候群とインスリン抵抗性への対策

　多嚢胞性卵巣症候群の女性でクロミフェンだけでは排卵がみられず,糖負荷試験で耐糖能異常またはインスリン抵抗性と判断された場合,2型糖尿病治療薬であるメトフォルミン（メトグルコ®）をクロミフェンに併用すると排卵率,妊娠率が上昇することが知られています[76].
　体外受精症例においても,ロング法でGnRHアゴニスト開始より採卵日までメトフォルミンを投与した症例で対照群よりはるかに高い妊娠継続率（38.5% vs 16.3%）が得られ,卵巣過剰刺激症候群の発症も顕著に低かった（3.8% vs 20.4%）との報告もあります[77].なお,排卵後は投与を中止します.

卵胞成分が失われる可能性も指摘されており，卵巣多乳術を受けるにあたって，適応や方法などについて慎重に考慮する必要があります．

　以上のような治療法を繰り返してもなかなか妊娠できない場合や，卵巣過剰刺激症候群や多胎妊娠の発生のおそれが強い場合，体外受精を考えなければなりません．

2　生活習慣の改善

　多嚢胞性卵巣症候群と診断された女性は生活習慣病の罹患率が高く，更年期近くになると，糖尿病，高血圧症などが増加し，特に肥満のある場合は体重増加とともにインスリン抵抗性を示し，メタボリックシンドロームになりやすいといわれています．妊娠を希望する肥満の女性は，規則正しい食事や運動で減量に努める必要があります．減量しただけでも妊娠した例が数多く報告されており，女性の一生を考えると，中高年になっても健やかな生活を維持し続けることは，赤ちゃんを産むことと同様に大切であると自覚すべきです．

3　体外受精の適応

　図53 に，日本産科婦人科学会の定めた多嚢胞性卵巣症候群による排卵障害の治療指針を示します．治療を行っても妊娠に至らない場合，最終的に体外受精の適応となります．適応にあたって多嚢胞性卵巣症候群の女性は，FSH/hMG 剤に対して過剰反応を示し，卵巣過剰刺激症候群を発症することが多く，厳密な治療計画が必要です．卵巣刺激により大小さまざまな大きさの卵胞が発育し，採卵後，卵子を調べると，変性卵，未熟卵が多く，受精しなかったり，受精しても良質な胚とならず凍結保存ができなかったりします．

　最も大切なことは，患者さんそれぞれの体質的・内分泌学的特性を把握し，個別化して卵巣刺激法を選ぶことです．そのため，多嚢胞性卵巣症候群の卵巣刺激法には，卵胞刺激ホルモン（FSH）剤の低用量漸増療法，クロミフェン（またはレトロゾール［フェマーラ®］）と FSH 剤の併用投与法，あるいは FSH 剤と性腺刺激ホルモン放出ホルモン（GnRH）アンタゴニストの併用投与法が選択される傾向にあります．また，多嚢胞性卵巣症候群の女性は抗ミュラー管ホルモン（AMH）が高値を示すことが多く，卵巣刺激法を行うときには，FSH 剤の投与量に注意する必要があります．高デヒドロエピアンドロステロン硫酸（DHEA-S）血症を伴っている場合には，副腎皮質ホルモン剤のプレドニゾロン（プレドニゾロン），デキサメタゾン（デカドロン）などを投与して副腎性男性ホルモンの分泌を抑えることも行われています．

B　高プロラクチン血症

　乳汁分泌ホルモンのことをプロラクチン（PRL）と呼んでいます．このプロラクチンは，

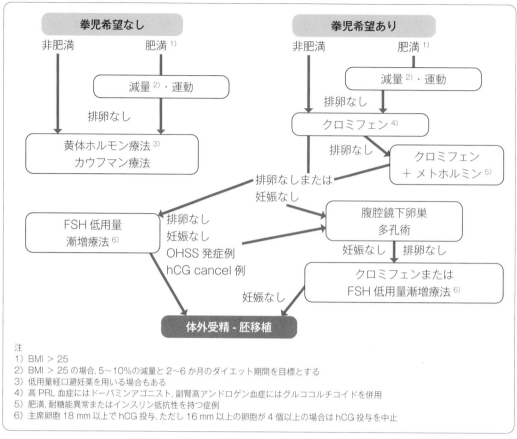

図53 多嚢胞性卵巣症候群（PCOS）の治療指針

（文献 78）より改変して転載）

妊娠中や授乳中には高くなり，乳腺の発育，乳汁分泌に大切な役割を果たしますが，成熟女性で分泌が高まると，乳汁が漏出したり，月経が次第に不規則となったりします．基礎体温の高温相が短くなり（黄体機能不全），排卵や着床が起こりにくくなったりもします．男性では，性欲が減退し，勃起障害や精液量の減少がみられ，不妊の原因となります．

　高プロラクチン血症の原因として，下垂体に小さな腫瘤ができるプロラクチン産生下垂体腺腫が最も注意を要します．下垂体腺腫の診断には，頭部の X 線撮影とともに CT や MRI も広く用いられています．

　下垂体腺腫のほかに，視床下部（性中枢）の機能性障害や甲状腺の機能低下があってもプロラクチン値が高くなります．また，向精神薬，胃腸薬，降圧薬，経口避妊薬（OC）の服用でプロラクチン値が高くなり，月経不順と乳汁漏出がみられることがあり，薬剤性高プロラクチン血症と呼んでいます（**表 23**）．

　高プロラクチン血症の治療としては，薬剤性のものであれば，原因となっている薬剤の服用を中止します．薬物療法としては，ブロモクリプチン（パーロデル®）などがあり，これらの薬剤を服用すると，通常 2〜4 週間で排卵性周期が回復してきます．最近では，カベルゴリン（カバサール®）がよく用いられ，週 1 回の服用ですむようになりました．

表23 高プロラクチン血症の原因

間脳障害	キアリ・フロンメル症候群 アルゴンズ・デルカスティロ症候群 間脳周囲の腫瘍
脳下垂体の腺腫	プロラクチン産生下垂体腺腫
甲状腺機能障害	甲状腺機能低下症
薬剤性高プロラクチン血症	向精神薬，経口避妊薬（OC），降圧薬，胃腸薬

　体外受精を始めるにあたって，排卵障害に高プロラクチン血症を合併している場合には，原因を確かめ，高プロラクチン血症を治療しながら，卵巣の刺激を開始します．しかし，血中プロラクチン値が非常に高く大きな下垂体腺腫を伴っている場合には，手術を優先させる必要があります．

C　クラミジア感染症

　クラミジア感染症は性感染症の1つで，最近日本では10代後半から急増し，不妊の予備群になるとして憂慮されています．

　自覚症状が比較的軽微なので，感染に気がつかない人が多いようです．あまり症状はみられませんが，人によってはおりものの増加や性交痛，下腹部痛などが起こることがあります．クラミジアはウイルスと細菌の中間に位置する病原体で，性交によって腟から子宮頸管，卵管，腹膜へと次第に広がっていきます．治療せず放置すると卵管炎，骨盤腹膜炎などを起こし，卵管が閉塞し卵管水腫を形成して（図54），不妊や異所性妊娠（子宮外妊娠），流産の原因になります．また，重症例では炎症が肝臓にまで到達し，難治性となる

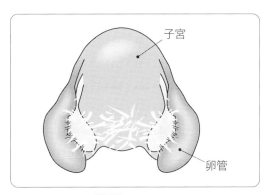

図54 卵管水腫

両側の卵管が腫大し水腫状となっている．卵管采は閉塞し，卵子の捕獲ができない．クモの巣状の癒着が特徴的．

ことがあります．卵管性不妊の原因としてクラミジア感染症が子宮内膜症と並んで注目を浴びているのはこのためです．

1 診断と治療

　クラミジアの診断には，女性の場合，子宮頸管を擦過してクラミジア抗原を検出したり，採血して血中のクラミジア抗体（IgG，IgA）を測定したりします．男性の場合は，尿道を擦過してクラミジア抗原を検出したり，尿から核酸増幅法（PCR法）でクラミジア抗原を検出する方法が行われています．正確な結果を得るため，検査前に排尿しないことも大切です．

　治療はパートナーとともにテトラサイクリン系抗菌薬（ドキシサイクリン［ビブラマイシン®］）あるいはマクロライド系抗菌薬（クラリスロマイシン［クラリス®，クラリシッド®］）を1週間程度内服します．最近では，1日1回の服用で効果のみられる薬剤（アジスロマイシン［ジスロマック®］）が登場し，比較的容易に治療できるようになりました．

　大切なのは，パートナー同士が同時に治療を受けることです．症状のある一方だけに治療が行われていると，未治療のパートナーから菌をうつされ，いつまでたっても治癒しないので，体外受精を行う前に，クラミジア感染症に罹患しているかどうか，2人一緒に調べておく必要があります．

　子宮頸管部でクラミジア抗原が陽性ならば，さらに上行感染が進み，卵管水腫にまで進行しているかどうか，治療後に子宮卵管造影検査で確かめておきましょう．卵管水腫にまで進行していると，体外受精を行って胚移植しても卵管から感染性分泌物が子宮腔内に流入し，子宮内の環境が悪くなり着床しにくくなります．また，異所性妊娠（子宮外妊娠）の発生にも注意を要します．

　卵管水腫がみられた場合，腹腔鏡下で卵管開口術を行ったり，かなり進んだ卵管水腫であれば思い切って摘除し，卵管から炎症性の卵管液が子宮腔内に流入してくるのを防がなければなりません．その後に胚移植を行えば着床率が高まると報告されています[79]．

D 子宮筋腫

　子宮には，しばしば良性の腫瘍である子宮筋腫が発生することがあります．子宮筋腫は子宮の表面近くに発生したり，筋層内や子宮内膜の粘膜下にみられます（図55）．その大きさや数，発生場所によっては，体外受精で胚移植を行っても，着床不全を起こしたり，流産の原因となったりします．

　子宮筋腫だけが長年の不妊の原因となっていると考えられる場合は，筋腫核出術を行わなければ妊娠は期待できません．筋腫核出術は，子宮と腸管，腹膜，卵巣など周囲の臓器との癒着がない場合には，比較的容易に行うことが可能です．そして手術後の妊娠率も悪

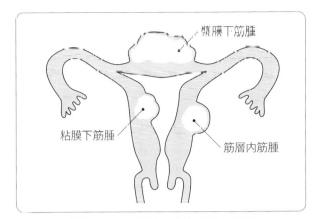

図 55 子宮筋腫の発生部位と分類

粘膜下筋腫や，子宮内腔が変形するような筋層内筋腫
は手術の適応となる．

くありません．子宮筋腫が比較的小さくて，受精卵が着床する子宮内膜より離れていて妊
娠・着床に影響がないと診断されたときには，手術は行わず経過を観察します．しかし，
妊娠困難と考えられた場合，手術に踏み切ります．子宮筋腫を摘除しても妊娠できない場
合には，体外受精へとステップアップします．

　最近では子宮筋腫を腹腔鏡下で摘除する手術が増えてきました．また，子宮筋腫が子宮
腔内へ突出してきている子宮粘膜下筋腫では，経腟的に子宮鏡下で摘出する手術を積極的
にすすめます．

　筋腫核出術後，直ちに胚移植を行うことは避けなければなりません．核出部位の縫合部
が十分に治癒し妊娠・分娩に耐えられるようになるまで待機することが必要です．急いで
胚移植し妊娠すると，子宮破裂や胎盤早期剥離の原因となったりするからです．また，術後
の分娩は帝王切開の適応になることがほとんどです．

E 子宮内膜ポリープ

　日常，診察をしていると，超音波で子宮内膜がスムーズではなく厚かったり，一部が突
出していたりと不整に見えることがあります．このような場合，小さいものでは子宮内膜
ポリープが疑われます．

　不妊女性では多発性子宮内膜ポリープの合併が多いとの報告があり[80]，子宮鏡下切除
により，自然妊娠や人工授精においても妊娠率が上昇したとの報告が多くあります[81]．

　最近では反復体外受精胚移植不成功例で子宮鏡を行うと，超音波ではわからないような
小さなポリープが多発していて，慢性子宮内膜炎を合併していることがあり，胚の着床を
妨げているのではないかといわれて注目されています[82]．

F 子宮形態異常

　先天性子宮形態異常の中で，臨床上，比較的よくみられるのは弓状凹底子宮ですが，そのほかにも，単頸双角子宮，中隔子宮などがあります[83, 84]（図56）．子宮形態異常は，女性生殖器（ミュラー管）の発生過程の障害によって起こり，着床不全，流早産などの原因になることがあります．診断は超音波検査，子宮卵管造影検査，MRI，子宮鏡検査，腹腔鏡検査などによって行われます．

　治療は，双角子宮などで流早産が繰り返される場合には，ストラスマン手術，トンプキンス手術などが行われ，左右の子宮角を中央で合わせて縫合します[84]．最近では，なるべく母体への手術による侵襲的影響を避けるため，体外受精を行い，胚を左右いずれかの発育のよい子宮角に移植する方法が選択される場合もあります．中隔子宮に対しては，子宮鏡による手術が可能な場合には経腟的に中隔の切除術を行っています．子宮の容積が通常より小さいことが多いので，通常以上に単胎妊娠になるように治療計画を作ります．

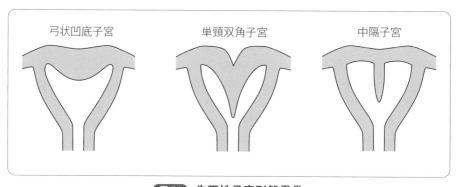

図56 先天性子宮形態異常

G 黄体機能不全

　排卵が起こると卵胞は黄体に変わって，それまで分泌していた卵胞ホルモン（E_2）に加えて黄体ホルモン（P_4）を分泌し始めます．子宮内膜は増殖期から分泌期の内膜に変化し，胚が着床しやすい環境を整えます．黄体機能低下は高プロラクチン血症や甲状腺機能異常により起こる可能性がありますが，黄体機能不全の原因は多様で，診断基準も必ずしも一定ではありません．

　一般に基礎体温の高温期が10日未満と短く，高温期中期の血液中の黄体ホルモン（P_4）も10 ng/mL以下の低値を示すときは黄体機能不全を疑います．治療にはクロミフェン，黄体ホルモンやヒト絨毛性性腺刺激ホルモン（hCG）の注射などを行うこともあります．ただし，2012年，アメリカ生殖医学会から黄体機能不全症のスクリーニング検査として，

基礎体温や黄体ホルモンの測定はすすめられないとの見解が発表され，一般不妊治療においての黄体ホルモン投与の有効性も示されていません．

しかし，体外受精のために採卵を行った後は，GnRH アゴニスト / アンタゴニストによる脳下垂体抑制の影響が残っていることや採卵操作によって顆粒膜細胞の多くが取り除かれてしまい，採卵後の黄体形成が不十分になることなどが予測されるので，十分な黄体機能の維持に努めます．さらにホルモン補充周期の凍結融解胚移植では，排卵が起こっていないため卵巣は自分の力で妊娠に必要なホルモンを分泌していませんので，完全に黄体機能不全です．胚の着床，妊娠の維持のため卵胞ホルモンと黄体ホルモンの補充は必須です．最近は，天然型の黄体ホルモン腟坐薬を用いることが多くなりました．

H　早発卵巣不全（早発閉経）

早発卵巣不全（POI）は卵巣に卵胞が枯渇するか，あるいは卵巣が機能障害に陥った状態で，基本的には 40 歳未満で月経の停止を伴ったものをいいます（**図 57**，▶▶**コメント**）．また，原発無月経を呈する性腺形成異常も広くこの中に含めています．

内分泌学的には高ゴナドトロピン血症で，卵胞ホルモン分泌は低値を示します．排卵誘発のため，大量の FSH/hMG 剤の投与を行っても卵胞が発育し排卵することがかなり困難で，予後は著しく不良です．しかし，まれに一時的に自然寛解してわずかに残った卵胞が発育して排卵が起こったり，卵胞ホルモン，黄体ホルモンの補充療法，あるいは，GnRH アゴニストの投与によって下垂体機能を抑制した後に，排卵誘発を行って妊娠した例も報告されています[85, 86]．ただ，FSH が 40 mIU/mL 以上と極めて高く，抗ミュラー管ホルモンの値が低い場合には，排卵誘発が無効である場合が多いようです．2013 年，河村は卵胞活性化療法（IVA）により早発卵巣不全症例の妊娠に成功したと報告しました（p.152 を参照）．その後，スペインや中国などでも妊娠例が出ており，この改変法も発表されたとあります．

早発卵巣不全は多くの異なった因子によって引き起こされますが，原因が不明なことも多く，一部は橋本病などの自己免疫疾患，遺伝子の異常が関係しており，一般的には予後不良です．本疾患と診断された場合，将来妊娠可能か，あるいは遺伝的な病因があるかなどを検索し，治療法（**表 24**）を選択することが大切です．

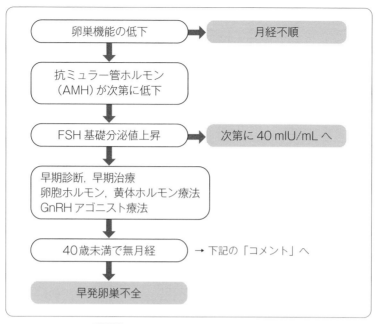

図57 早発卵巣不全（POI）の進行

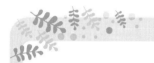

早発卵巣不全（早発閉経）とは

　日本女性の平均閉経年齢は約50歳（45～56歳）で，日本産科婦人科学会では40歳未満で卵巣機能が完全に廃絶して月経が停止した場合を早発卵巣不全と呼んでいます．頻度は30歳未満で0.1%，40歳未満で1%といわれています．

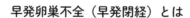 **表24** 早発卵巣不全（POI）の治療

> **1．挙児希望の場合**
> ① 卵胞ホルモン療法
> 　⑴ 卵胞ホルモン・黄体ホルモンの周期的投与
> 　⑵ 卵胞ホルモン＋hMG-hCG
> ② GnRH アゴニスト療法
> 　⑴ GnRH アゴニスト投与
> 　⑵ GnRH アゴニスト＋hMG-hCG
> ③ 副腎皮質ステロイド療法
> ④ 卵胞活性化療法（IVH）
> ⑤ 卵子提供と ART 療法（外国）
> **2．挙児希望なしの場合**
> ① 卵胞ホルモン・黄体ホルモン補充療法

（文献87）より一部改変）

I　子宮内膜症

　子宮内膜症は月経時，血液とともに排出される子宮内膜が子宮以外の卵巣や腹膜，卵管周囲などで増殖する疾患です．卵巣で発生し，古い血管が溜まったものを子宮内膜症性嚢胞（チョコレート嚢胞）と呼びます．また，子宮筋層内で発生したものは子宮腺筋症といい，子宮内膜症と区別されています．

　子宮内膜症が不妊の原因となることは，古くから指摘されています．月経の回数が多いほど進行するので，晩婚化，出産回数の減少など，近年の女性のライフスタイルの変化がその増加の一因といわれています．主な症状は月経痛，月経時以外の骨盤痛，腰痛，そして不妊です．子宮内膜症の女性の半数が不妊となり，実際に妊娠を希望しても，なかなか赤ちゃんに恵まれない女性は少なくありません（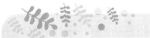）．

　10代の頃から月経時に激しい下腹部痛や腰痛がみられ，加齢とともに増強してきた女性は要注意です．内膜症がダグラス窩（子宮の裏側），直腸の方へ進めば，月経時に下痢便・血便となったり，逆に便秘や排便痛，性交痛を感じたりするようになります．

　子宮内膜症の女性では，血中，卵胞液中，腹水中のマクロファージ，サイトカインの濃度が高く，酸化ストレスも相まって卵胞発育障害，卵子の質的低下，受精・着床不全などをきたしたりします．また，卵管・卵巣の周囲に癒着が起こり，卵子の捕獲（ピックアップ障害）や輸送もうまくいかなくなってしまうことも，不妊原因になっています（図58，59）．

コメント

子宮内膜症の疑いがあるときは

　子宮内膜症は女性のQOLを著しく阻害して日常生活や社会生活に大きな影響を及ぼし，また，不妊の原因にもなります．放置しておけばどんどん進行していくため，月経困難や過多月経，性交痛などの症状があり，子宮内膜症の疑いをもったら，今すぐ妊娠を望まないときでも，できるだけ早く婦人科の診察を受けるようにしましょう．望んだときに妊娠が難しくなることがあります（p.6のコメントを参照）．

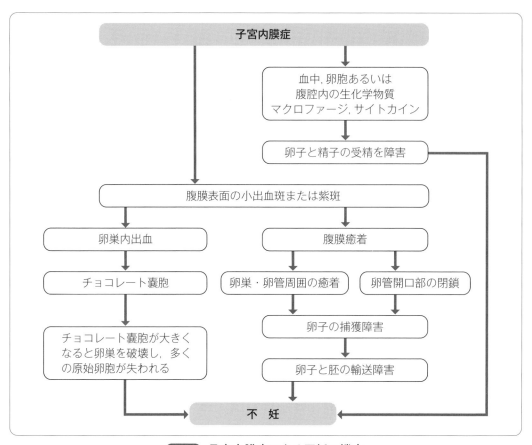

図58 子宮内膜症による不妊の機序

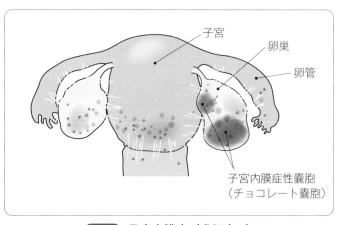

図59 子宮内膜症（進行度3）

腹腔内で子宮・卵管・卵巣・腸管などの癒着が強くなり，卵巣が腫大し，子宮が動かなくなる．

1　妊娠を希望する場合の治療法の選択

　一般的に子宮内膜症の治療方針は，**図 60** のようになっています．

　子宮内膜症の治療には古くからホルモン療法が行われ，かつては男性ホルモン（テストステロン）からの誘導体であるダナゾール（ボンゾール®），最近は低用量卵胞ホルモン（エストロゲン）・黄体ホルモン（プロゲスチン）配合剤であるルナベル®，ヤーズ®，ジェミーナ®，黄体ホルモン単剤のジェノゲスト（ディナゲスト），ジドロゲステロン（デュファストン®）のほか，視床下部より分泌される GnRH アゴニストの誘導体であるリュープロレリン（リュープリン®），ゴセレリン（ゾラデックス®）などの注射剤，ブセレリン（スプレキュア®），ナファレリン（ナサニール®）などの点鼻薬，さらに新しい薬としては，GnRH アンタゴニスト誘導体のレルゴリクス（レルミナ®）内服薬が子宮内膜症治療薬として用いられています．

　妊娠を望んでいない時期，このような薬剤は作用機序は違えど，異所性に増殖した子宮内膜に萎縮性変化を生じさせて，病巣の活動性を抑え，次第に縮小させ，疼痛を抑える効果が期待できます．しかし，ジドロゲステロン以外のホルモン療法中は排卵が抑制されるため妊娠は成立せず，また，治療後に妊娠率が上がる効果は残念ながら期待できません．

　妊娠を希望したときに子宮内膜症が疑われる場合は，まず，年齢，卵巣予備能，パートナーの精液所見を評価します．卵管疎通性が良好で，疼痛が軽く，若く，男性因子がなく，不妊期間が短い場合は，タイミング療法で待機します．排卵誘発や人工授精などの一般不妊治療を積極的に行うことも，軽症子宮内膜症の妊娠率を向上させることは欧米でも報告されています[88, 89]．疼痛が強いときや，大きな子宮内膜症性嚢胞（ **▶▶コメント** ），悪性を疑うときには手術療法の適応となり，腹腔鏡下手術を検討しますが，この条件のどれ

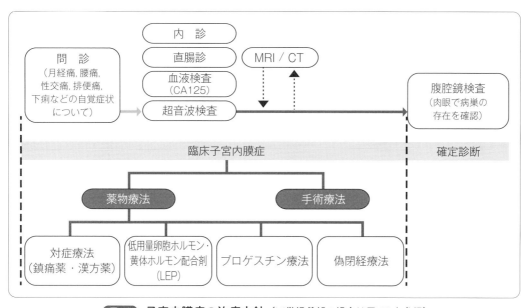

図60　子宮内膜症の治療方針（※挙児希望の場合は図 61 を参照）

かに問題が見つかった場合，次のステップとして速やかに体外受精へ進むことになります（図61，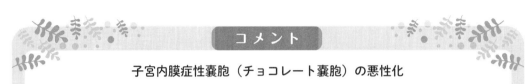参考　）．

　嚢胞の摘出時には，正常卵巣組織の減少や消失により卵子が失われることが抗ミュラー管ホルモンの測定でわかってきました[90]．軽症の子宮内膜症では腹腔鏡手術後に自然妊娠する確率が高まることはよく知られていますが，重症な内膜症の術後では妊娠率は向上しません．卵巣予備能が低下してしまうからです．

コメント

子宮内膜症性嚢胞（チョコレート嚢胞）の悪性化

　子宮内膜症のチョコレート嚢胞は，将来，卵巣がんになることがあるので要注意です．
　とりわけ，若いときから長期間チョコレート嚢胞に罹患していて，その大きさも6cm以上と大きく，閉経が近い人などで注意が必要です．閉経が近く子どもを望まない人ではよく経過を観察し，必要に応じて卵巣摘出術を行うこともあります．

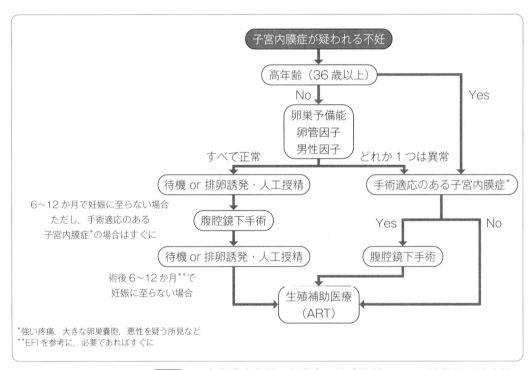

図61 子宮内膜症合併不妊患者の治療指針

（文献91）より改変）
（文献92）より）

参考

EFI（endometriosis fertility index）とは

　子宮内膜症の女性で，手術を行った際に病期分類をして妊孕性を予測する評価方法です．

2　体外受精の適応

これまでの子宮内膜症治療を振り返り，体外受精に踏み切る時期を決断しなければなりません．子宮内膜症の治療を漫然と受けているうちに病態が次第に進行してしまうことも多く，大切な時間を長期間，子宮内膜症の治療に費やしてしまうのは，得策ではありません．

体外受精のために卵巣刺激を行う際に，両側の卵巣にチョコレート嚢胞が存在し嚢胞摘出術を受けた人では，一般に多量の FSH/hMG 剤の投与が必要ですが，それでも刺激に対する反応は悪く，卵子の数・質ともに低下します．結果として妊娠率も低くなります．また，子宮内膜症による腹水，卵胞液中のインターロイキン（IL-6, IL-8）などの種々のサイトカインの増加が，胚の発育・着床に悪影響を与えるとの報告もみられます．

良質な卵子を多数得るために，体外受精での卵巣刺激法の選択は重要で，病態の進行度，卵巣の予備能，年齢などを考えて行います．ロング法と並んで，GnRH アゴニストを 3 か月以上使用して採卵するウルトラロング法で，よい結果があげられたとの報告もみられます[93]．

J　男性不妊

最近，カップルのうちで男性側に原因がある男性不妊の頻度が高まっています（▶ 参考）．男性の社会生活でのストレスの増加，ダイオキシン，ポリ塩化ビフェニル（PCB）などの環境ホルモンの影響などが男性の生殖機能を低下させる要因ともいわれています．赤ちゃんができないといって不妊外来を訪れたカップルのうち，40～50％は男性側に原因があると考えられています．

男性不妊症の原因のほとんどは精巣機能の障害です．そこで，まずは精液検査が大変重要ですが，従来と比べると男性が積極的に不妊治療に協力して検査を受けるようになったものの，男性は不妊外来を訪れるのに抵抗感をもったりしてなかなか受診しないことがあります．また，晩婚化により 50 歳を超える男性がパートナーであることも増えてきました．生活習慣病合併，喫煙，肥満は精子形成に悪影響を与えます．勃起障害や射精障害があって正常な性交渉がもてなかったり，もともとしないこともあり，性交渉が成り立たないときは人工授精などの治療もあります．

男性も，不妊治療中は日常生活にも注意して過ごしましょう（p.56 を参照）．

男性不妊の原因

❶ 閉塞性無精子症

精巣で精子が作られていても，その通り道（精管）が詰まっていて精液中に精子がみられない場合をいいます．パイプカットや鼠径ヘルニアの手術を受けた人，精巣上体炎，その他，原因不明のケースがあります．妊娠するためには，手術用顕微鏡下で精路再建術が行われたり，精巣や精巣上体から精子を採取し，凍結保存して採卵周期に合わせて卵子に顕微授精を行って受精させる選択もあります．

❷ 非閉塞性無精子症

非閉塞性無精子症は，精子を作っている場合と作っていない場合があります．そのため，ホルモン検査を行い，低ゴナドトロピン症で血中の FSH，LH が低値の場合は，ホルモン療法（FSH/hMG/hCG，クロミッド®）が有効です．しかし，非閉塞性無精子症では血中 FSH，LH が高値である場合が多く，染色体検査を実施してから顕微鏡下精巣内精子回収法（p.55 を参照）で精子が回収できた場合は顕微授精を行います．染色体検査により，精子形成を司る AZF 遺伝子の AZFa 欠失あるいは AZFb 欠失の場合は，精巣で精子を作っていないので，提供精子を用いた人工授精などを考慮します．

❸ 副性器の炎症

前立腺や精嚢の炎症が起こると精液中に白血球や雑菌が混入し，精子の運動性が悪くなったり，死んでしまったりします．体外受精を行うとき，精液中の雑菌の混入を防ぐため，抗菌薬を服用することがあります．

❹ 逆行性射精

精液が膀胱に射精される病気で，性交後，排尿させ，尿中から精子を検出して診断します．アモキサピン内服により改善が期待されます．

❺ 精索静脈瘤

精巣からの静脈の血流が滞って陰嚢の温度が上がると，造精機能が障害されていきます．低位結紮術など外科的な治療法が行われていますが，効果については評価が分かれています．

❻ 勃起障害（ED）

満足な性行為を行うのに十分な勃起が得られないか，または維持できない状態で，このような状態が少なくとも 3 か月持続することを指しています．その頻度は男性不妊原因の約 20% を占めるとされ，男性不妊治療の重要な対象疾患といえます．治療薬としては，シルデナフィル（バイアグラ®），バルデナフィル（レビトラ®），タダラフィル（シアリス®）があります．

副作用は一過性で重篤なものではありませんが，喫煙者や肥満，高血圧や心疾患，腎臓病などの男性には慎重投与します．

第10章

体外受精の問題点

　体外受精を受ける際には，どのような問題点があるか十分に説明してもらい納得してから受けるようにします．時間的・経済的負担はもちろんですが，精神的・身体的な影響も理解する必要があります．この章では，これらの問題について順番に考えてみましょう．

A　卵巣過剰刺激症候群（OHSS）の発生

　体外受精では，自然周期法は別にして，普通，多数の卵子を得るために排卵誘発剤の注射をして卵巣刺激を行うことにより，多くの卵胞が同時に発育します．卵巣が過剰反応してあまりに多くの卵胞が発育すると，採卵後に卵巣が大きくなり，お腹が痛くなったり，卵巣が捻れたりすることもあります．さらに重症化すると卵巣の毛細血管の透過性が亢進し，血漿成分が腹腔内へ漏出し，腹水や胸水が溜まり，お腹が張ったり，呼吸がしにくくなったり，血液が濃縮して凝固しやすくなったりします．これを卵巣過剰刺激症候群（OHSS）と呼びます（図 62，63）．

　採卵のためのヒト絨毛性性腺刺激ホルモン（hCG）剤の投与により，早いと 2〜3 日後から発症する早発型と，胚移植後に妊娠成立すると胎児が分泌する hCG により発症する晩発型があります．

　体外受精で採卵後，新鮮胚移植が中心だった時期，重症例では，濃縮した血液が血栓を作り，それが原因となって肺梗塞や脳梗塞が起こったり，乏尿による腎不全を発症したりして，死亡例も報告されました．最近では採卵周期での胚移植が減り，晩発型は減っていると思われますが，やはり注意すべき最重要合併症であることに変わりはありません．

　採卵後は血液が濃縮しないよう少しずつ水分を取り，血液がサラサラと血管を流れるようにしましょう．体重増加，尿量減少，ウエストサイズの増大には注意が必要です．外来での管理が不十分と思われるときには血液濃縮を防ぐための補液をし，尿量管理をはじめとする治療のため入院が必要になることもあります．妊娠成立がなければ，卵巣過剰刺激症候群は症状が急速に軽くなり改善します．多数の卵子が採取された場合，発症の可能性がありますが，医師の注意事項をきちんと守っていれば心配しすぎることはありません．

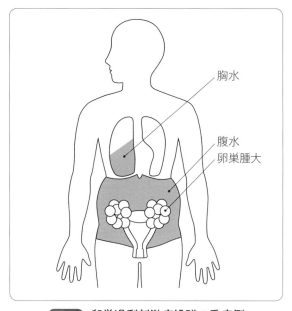

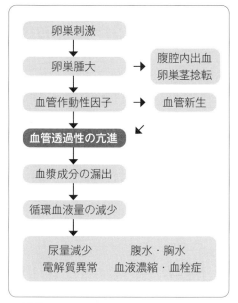

図62 卵巣過剰刺激症候群の重症例

卵巣腫大と胸腹水を認めるメイグス症候群.

図63 卵巣過剰刺激症候群の病態生理

1 卵巣過剰刺激症候群が起こりやすいタイプ

　一般的に年齢が若く，やせ型の人は排卵誘発剤に対して反応が良好です．特に多囊胞性卵巣症候群の女性は排卵誘発剤の刺激に対して過剰に反応し，多数の卵胞が発育して卵巣が腫大しやすくなります．hCG剤投与時の血中の卵胞ホルモン（E_2）の値が3,000 pg/mL以上に上昇した女性では特に警戒が必要です（**表25**）．

　この卵巣過剰刺激症候群は，胚移植後に黄体期の管理としてhCG剤投与を受けた人，妊娠が成立した人で重症化しやすく，また，太っていて高血圧症，脂質異常症などを合併している人は血液が濃くなっていて，体質的に血栓が起こりやすいので注意が必要です．血栓性素因があるハイリスクの人は，プロテインC，プロテインS，アンチトロンビン（AT）Ⅲ，抗リン脂質抗体について検査しておくこともあります．

表25 卵巣過剰刺激症候群の危険因子

① 35歳以下の若年者でやせ型の体型	⑤ 血中卵胞ホルモン値の上昇と高値
② 抗ミュラー管ホルモン高値	⑥ 卵巣過剰刺激症候群の既往
③ 多囊胞性卵巣症候群の女性	⑦ 妊娠成立
④ 大小不同の多数の卵胞発育	

2 予防策

a 卵巣刺激法の選択と調整

　卵巣過剰刺激症候群が起こりやすい人，特に多嚢胞性卵巣症候群の女性には，最初から卵巣の刺激方法を考えて行うようにします．性腺刺激ホルモン放出ホルモンアゴニストを使用するロング法よりはアンタゴニスト法や黄体ホルモン併用療法を選択したり，投与する排卵誘発剤の量を減量したり，黄体化ホルモン（LH）の含まれていない卵胞刺激ホルモン（FSH）剤を選択したりします．また，年齢の若い人，体格の小さいやせ型の人，抗ミュラー管ホルモン（AMH）値が高い人でも同様です．特に過剰な反応が予想される人には，FSH 剤を少量から開始し，卵胞の発育状態を観察しながら次第に増量する方法を選びます．クロミフェン（クロミッド®），レトロゾール（フェマーラ®）の単独投与か，あるいはクロミフェン，レトロゾールと比較的少量の FSH 剤を併用投与する方法などを試みることもあります．多嚢胞性卵巣症候群の人は，メトホルミンを併用することで発症率が下がると報告されています[94]．実際には，血中の卵胞ホルモン測定と超音波検査による卵胞の大きさと数の計測を行い，卵巣の反応性を厳密に観察しながら行います．

　卵胞が非常に多数（20 個以上）発育してきた場合には，途中から FSH 剤の投与量を減らし，それでも重症な卵巣過剰刺激症候群が起こることが予想されたら，思い切って hCG 剤の投与を中止します．発育してきた卵胞は一斉に閉鎖し始め卵巣は急速に縮小していき，卵巣過剰刺激症候群が発生することはありません．しかし，この場合は採卵をあきらめなければなりません．GnRH アンタゴニスト法を行っている場合には hCG 注射の代わりに GnRH アゴニストを投与して内因性 LH の放出を促し，卵子を成熟させて採卵する選択肢もあります．LH は hCG 剤に比べて血中レベルが早く下がり，採卵早期の卵巣過剰刺激症候群の発生が少ないからです．

　日本産科婦人科学会は，表 26（ ▶ 参考 ）のような予防法を発表しています．

b 卵巣過剰刺激症候群が危惧されるときの薬物療法

　採卵時，すでに卵巣過剰刺激症候群の発症が必発であろうと予測される場合，最近，高プロラクチン血症治療薬であるカベルゴリン（カバサール®）内服を採卵当日から開始す

表26 卵巣刺激法における卵巣過剰刺激症候群の発症予防法

- FSH/hMG 剤の少量投与で開始（反応をみて漸増）
- hCG 切り替え時：hCG 剤投与時の投与量を減らす，またはアンタゴニスト法を用いて GnRH アゴニストを hCG 剤の代わりに使用
- 黄体補充：hCG 剤の代わりに黄体ホルモン剤を使用
- コースティング法の適応
- 全胚凍結を考慮する

（文献 95）より作成）

参考 🖋

コースティング法とは

　重症の卵巣過剰刺激症候群の発生を予防するため FSH/hMG 剤の投与を 1〜3 日間中止し，GnRH アゴニストのみ使用を続ける方法で，卵胞ホルモン（E$_2$）値が低下したら（3,000 pg/mL 程度），hCG 剤を投与し，採卵します．この場合，採卵できる卵子数は減少します．

ることにより重症化を予防する効果が明らかとなり，不妊治療の保険適用に伴い，卵巣過剰刺激症候群予防薬として処方されることが増えています．それ以外にも，下垂体から分泌される卵胞刺激ホルモン（FSH）と黄体化ホルモン（LH）を急速に抑制する GnRH アンタゴニスト製剤（レルミナ®）や卵胞ホルモン（エストロゲン）を低下させるアロマターゼ阻害薬（フェマーラ®）も予防効果が期待されています．

c 全胚凍結の施行

　次の手段は採卵後，卵巣腫大と腹水が著明なときは，その周期の胚移植を見送り，すべての胚を凍結保存し，後日，卵巣腫大が縮小して一度月経が起こってから融解胚移植をする方法です．これは，妊娠成立によって発育する胎盤のもととなる絨毛から分泌されるhCG によって，卵巣がさらに大きくなり，腹水が溜まってくるのを防ぐために有効です．これを全胚凍結といい，卵巣過剰刺激症候群の重症化を防ぐ手段として一般的に行われています．胚移植をしなければ，妊娠の成立はなく，採卵前々日に投与された hCG 剤の血中濃度の低下とともに卵巣は次第に小さくなり，月経発来とともに改善してくるからです．妊娠率が高いことから，日本では全胚凍結後融解胚移植が増えています．

d 体外受精後の日常生活（自宅）での注意点

　卵巣過剰刺激症候群の発症が心配な人は，以下の項目に留意した生活を心がけましょう．自宅で過ごしていて，症状が強くなったときは早めの受診が必要です．

① 毎日，体重と尿量を測定します．しかし，尿がいつものように出ており，体重も変わらなければ必ずしも毎日測定する必要はありません．

② 腹囲も測っておきます．はいているスカートがきつくなったら，少し腹囲が大きくなっていると思わなければなりません．

③ 採卵後数日以内，あるいは妊娠成立頃にお腹が痛くなったり，吐き気がしたりすることがあります．これは腫大した卵巣が腹膜を刺激するための症状です．

④ 長風呂は発汗を増し，脱水や血液濃縮を促すため危険です．少しぬるめのお湯（38〜40℃くらい）にしてさっと入るようにします．

⑤ 水分は少しずつ頻回に摂取します．入浴の前後，就寝の前後には特に多めの水分をとりましょう．アミノ酸飲料は，電解質も含まれており適切な飲み物といえます．

⑥ スポーツや暑い屋外での重労働，性交はやめましょう．自転車や長時間のドライブも避

けたいものです．汗をかくと血液が濃縮しますし，腫大した卵巣の茎捻転も心配です．

🄔 進行した場合

いろいろな予防策を重ねても卵巣腫大，腹水の貯留が増加し，自覚症状が強いときは入院します．血管内脱水にならないように点滴を行い，体の中に入る水分と出ていく水分のバランスがとれているか確認するために，飲水量と尿量を測定します．循環する血液中の血漿成分が腹腔内に移動して腹水が増えたり，卵巣内に溜まったりして血液が濃縮され，凝固しやすくなるのを防ぐため，血液中のヘマトクリットが上がりすぎないように配慮し，時には腎臓の血流量を増やす薬剤も併用しながら利尿を回復させます．血栓の予防には下肢のマッサージを行ったり，弾性ストッキングの着用をしたり，低分子ヘパリンを投与したりすることもあります．極度に腹水が溜まると胸腔にも移行し，メイグス症候群（p.104 の**図 62**）を示すこともあります．呼吸もお腹も苦しく，腹水で腎静脈が圧迫されるとますます乏尿となり，さらに重症化します．このような重症例では腹水穿刺をしますが，それだけではまたすぐに腹水が増えて，低タンパク血症になり悪循環に陥ってしまうため，吸引した腹水を濾過，濃縮して静脈内点滴する治療法（CART）があります．保険適用もあり，良好な回復が望めます．

妊娠が成立すると長引きますが，卵巣過剰刺激症候群は適切に治療を行えば入院は通常 1〜2 週間程度で，あまり長期化することはありません．

Ｂ　多胎妊娠の発生

第 2 の問題は多胎妊娠の発生です．体外受精・胚移植法による妊娠率・多胎率は，ともに移植胚数が増えるに従って増加しますが，4 個以上の胚移植では妊娠率の有意の増加はなく，多胎率だけが増加するので，2008 年 4 月の日本産科婦人科学会の見解では，「移植する胚は原則として単一とする．ただし，35 歳以上の女性，または 2 回以上続けて妊娠不成立であった女性などについては，2 胚移植を許容する」（p.75 を参照）とされました．

赤ちゃんを熱望するカップルは多胎妊娠に伴うリスクについて気にかけないことも多く，むしろ双胎については，一度に 2 人の赤ちゃんに恵まれることを歓迎する人も少なくありません．しかし，多胎では 1 人の胎児がお腹にいるより母体への負担は大きく，胎児たちに早産や子宮内胎児発育不全，胎児異常，胎児死亡が起こりやすいだけでなく，お母さんにはつわりがひどかったり，妊娠高血圧，妊娠糖尿病，出産時の大出血，そして血栓症の頻度が高くなったりします．

日本だけでなく，合併症が多い多胎妊娠は望ましくないとする国は多く，スウェーデンでは法によって単一胚移植に規制され，この新しい法規制のもとで双胎妊娠率は 20％程度から 10％以下へ有意な減少を示しました．このように北欧諸国を含めてヨーロッパ諸国でも，最近，単一胚移植を行う国々が増えてきました．

1 減胎手術とは

　双胎あるいは，品胎（3胎）以上の妊娠となった場合，欧米などでは減胎手術を行って胎芽の数を少なくする試みがなされています．早産，低出生体重児の出産などのリスクを考えてのことです．大部分は妊娠12週以前に経腹的に行われています．感染が起こることもあり，まれにすべての胎児が流産してしまうこともあります．

　2008年，ストーンらは1,000例の減胎手術を行った成績を報告し，品胎から双胎とした場合で4.5％，単胎とした場合には6.1％の流産があったと報告しています[96]．しかし，品胎から単胎とした場合の胎児の体重は，平均2,897gで，胎児の発育については満足すべき結果が得られています．わが国では，減胎手術についてまだガイドラインが出ておらず，母体保護法との関連により手探りの状態で行われているようです．しかし，この手術はあくまで多胎妊娠による母体への悪影響を減らす目的に限られています．

C 流産と異所性妊娠（子宮外妊娠）の発生

　体外受精による妊娠は，自然妊娠に比べて，流産率が高いと報告されています．荒木は，体外受精で妊娠反応陽性となった化学的妊娠の27.1％が流産となり，胎嚢が認められ，臨床的妊娠と診断されたうちの18.6％が流産に終わったと報告しています[97]．高齢になるにつれ流産率が上昇するのは（図64），胎児に染色体異常の発生頻度が高くなり（図65），また，子宮筋腫，子宮腺筋症の合併，多嚢胞性卵巣症候群，甲状腺機能障害などの内分泌異常を伴っていることが多いのもその理由としてあげられています．

　流産には，出血が始まったばかりの切迫流産から進行流産，稽留流産などがあり，**表27**のように分類されています．体外受精による妊娠の場合，胚移植した日が明らかとなっているので，流産と異所性妊娠（子宮外妊娠）が比較的早期に鑑別可能です．

　異所性妊娠は妊娠例の1〜2％に起こります．異所性妊娠は，以前に卵巣の手術や卵管

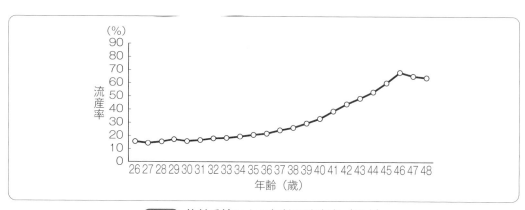

図64 **体外受精による年齢別流産率（日本）**

（文献69）より作成）

の形成手術を受けている人，クラミジア感染症などにより卵管の閉塞や癒着がみられる人，あるいは卵管に水腫が形成されている人に発生しやすい傾向があります.

　胚移植後2〜3週間経過して異常な下腹部痛，出血などを自覚したら，受診を忘らないようにしてください.妊娠反応陽性後，妊娠5週で胎嚢が，6週で胎児心拍が確認されますが，高温相が続いていて妊娠5週を過ぎても子宮内に胎嚢がみられないときには，化学的妊娠であったのか，あるいは異所性妊娠の可能性があるのか注意深く経過を観察します.

　また，非常にまれですが，子宮の内外同時妊娠が起こることがあります.1つの胎芽が子宮腔内に，もう1つの胎芽が卵管などに着床した状態です.この場合，卵管など子宮外に着床した胎芽は，手術的に取り除かなければなりません.妊娠週数が5〜7週と早期のときは，この異所性妊娠手術による影響で子宮腔内に正常に発育していた胎児が流産してしまうこともあります.

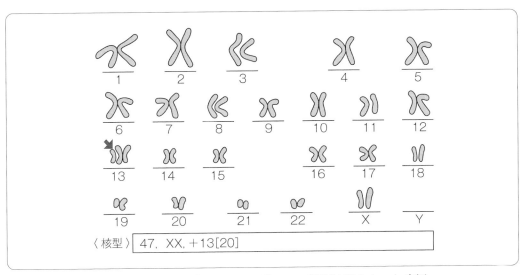

〈核型〉　47, XX, +13[20]

図65　**染色体異常により10週2日で稽留流産となった症例**

39歳，新鮮胚移植により妊娠.10週2日で稽留流産したため染色体検査を行い，分析細胞のすべてに13トリソミーが認められた（図中の➡）.

表27　**流産の種類**

わが国では22週未満に，妊娠が中断してしまうことを流産という.
切迫流産：22週未満で胎芽，およびその付属物が排出されておらず，子宮口は閉じており，少量の出血が続くもの
進行流産：出血や下腹部痛に続いて子宮口が開き，胎芽やその付属物がまだ排出されていないが，流産が進行している状態
稽留流産：出血や下腹部痛はなく，22週未満で，胎児が子宮の中で死亡し，そのまま子宮内に停滞しているもの
完全流産：胎芽と，その付属物が完全に子宮外へ排出された状態
不全流産：胎芽や胎児およびその付属物が，完全には排出されず，一部が子宮内に残り，出血などの症状が続いている状態

D 採卵後の合併症の発生

経腟超音波の先端に採卵針をつけて卵胞を穿刺し，卵子を得る採卵術は安全な手技ではありますが，外科的手技であることには変わりません．注意すべき合併症をあげます．

a 下腹部痛

採卵後，下腹部痛を訴える人は少なくありません．特に多数の卵胞が発育し，多数回卵胞を穿刺し，多くの卵子が採取された人に起こりやすくなります．こんなときには鎮痛薬を服用し，規則正しい日常生活と安静を心がけていれば自然に回復していきます．しかし，痛みが激しい場合には採卵した晩は入院をすすめて，腹腔内に出血や感染が起こっていないか，経過を観察をすることもあります．

b 出 血

採卵に際して極めてまれですが，血管を傷つけ腹腔内に大量出血したり，通常は自然に止まる卵巣や腟壁からの出血が続いたりすることがあります．ほとんどの場合，大事に至ることはありませんが，採卵後，お腹が痛かったり，出血が多かったりしたときには医師に報告，相談しましょう．

c 骨盤腹膜炎

採卵後，腹痛とともに発熱することがあり，時に骨盤腹膜炎を起こすことがあります．性感染症による骨盤腹膜炎，子宮内膜症，虫垂炎既往の人は特に気をつけなくてはなりません．

d 他臓器損傷

大変まれですが，卵巣周囲にある尿管，膀胱，腸管を穿刺し，損傷することもあります．

E 胚移植後の合併症

胚移植後の合併症は胚移植そのものに通常は麻酔を必要としないこともあり，採卵後の合併症に比べ，多くはありません．

しかし，時に子宮頸管の手術後だったり，子宮内膜症などで骨盤内に癒着があったりして，胚移植用のチューブが入りにくく，麻酔を必要とするほど疼痛が強かったり，出血したりすることがあります．また，まれに胚移植後の子宮内感染や骨盤腹膜炎もあります．発熱や腹痛が起こったら早めに受診しましょう．

第11章

体外受精の治療成績と先天異常の発生

A 体外受精の成功とは — 大切な生産分娩率の評価

　最初の体外受精が行われてから40年近くが経過し，新しい技術が次々に開発されてきました．超音波診断装置による経腟採卵法の導入，胚凍結法，顕微授精法などの技術や培養液の改良，性腺刺激ホルモン放出ホルモン（GnRH）のアゴニストとアンタゴニストの導入などによって，体外受精は，より簡易，安全になり，妊娠率も向上してきました．しかし，その生産分娩率（生児を出産した割合）は，母体の年齢によって一概にはいえませんが，30％前後とまだ満足すべき水準に達していません．

　不妊に悩むカップルにとっての最終目標は，単に妊娠反応が陽性となること（化学的妊娠）だけではなく，超音波検査で胎児が確認され（臨床的妊娠），順調に発育し，無事に健康な赤ちゃんが生まれてくることです．当然のことながら，生産分娩率がどのくらいかは，妊娠率よりもはるかに重要な指標といえます．

　この妊娠率，生産分娩率は，年齢の若い女性ほど高く，加齢とともに次第に下がっていきます．特に，年齢が30歳代後半になると妊孕性の低下が目立ち始め，40歳を超えるとさらに厳しくなり，無事出産するまでには，長く険しい道程が待っています．

　体外受精の治療成績を正確に評価するには，国際統計と同じ指標で表すことが大切です．重要なのは，最終目標である赤ちゃんの出産までの成績で，生産分娩率で示すことです．

　インターネット上に単に妊娠率が40〜50％と発表されているだけの施設の場合，その成績が何を意味しているか正確に判断しなければなりません．化学的妊娠率を表しているのか臨床的妊娠率を表しているのか，また，現在までに何人の生産分娩があったのかを調べて，その施設の真の実績を評価することが大切です．

　この生産分娩率は，治療開始周期，採卵周期，胚移植周期あたりでそれぞれに算出します．また，治療開始周期，採卵周期には，その周期の新鮮胚移植とその後の凍結融解胚移植の妊娠・生産分娩の成績をも加えた累積妊娠・生産率を算出し，一度の治療周期，採卵周期で何人の健康な赤ちゃんが生まれたかをみることも重要な評価項目となります．そして施設側は，治療を受けるカップルの要求があれば，これまでの成績を開示することが必要だと思います．

B 日本の体外受精と傾向

　1983 年にわが国で体外受精による最初の出産例が報告されて以来，1988 年に凍結融解胚移植による出産，1993 年には顕微授精による出産例が報じられました．

　日本産科婦人科学会は 1986 年以来，体外受精，胚移植などの生殖補助医療の実施に関して登録報告制をしき「生殖医学の登録に関する委員会」が 1989 年に第 1 回目の報告書を発表しました．次いで，1999 年度の倫理委員会の改組に伴い，倫理委員会，登録・調査小委員会が生殖医療の全登録施設を対象として，1998 年から 2020 年分までの臨床実施成績の調査結果を報告しています．

　また，2007 年 1 月 1 日の治療成績からすべてインターネットを利用した「オンライン登録制」となり，より一層，正確に情報が開示されるようになりました．2000 年から 2020 年までの体外受精と顕微授精また凍結融解胚移植の生殖補助医療（ART）の治療成績を**図 66** に示します．2020 年分の報告では，601 施設で治療が行われ，治療周期数について体外受精は 82,883 周期，顕微授精は 151,732 周期，凍結融解胚は 215,285 周期で全治療周期数は 449,900 周期となり，世界で最も多くの治療が行われています．

1 顕微授精治療周期の増加

　2004 年は体外受精と顕微授精の採卵周期数は約 30,000 周期とほぼ同数でしたが，その後，顕微授精の周期数が次第に増加し，2020 年には体外受精は 81,286 周期に対し，顕微

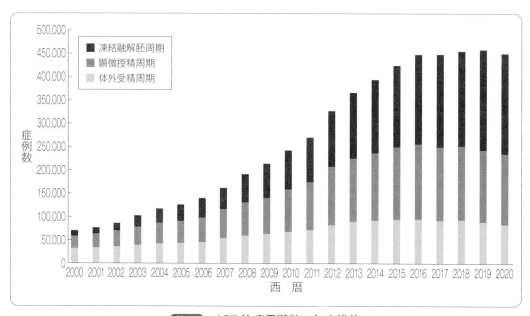

図 66　ART 治療周期数の年次推移

（文献 69）より）

授精は 150,082 周期と顕微授精を行う治療周期が著しく増加しています.

2　全胚凍結周期と凍結融解胚移植出生児の増加

　凍結胚についても採卵後に全胚凍結をする周期が 2007 年の 19,167 周期より 2020 年には 130,227 周期と増加し，採卵周期数の 56% を全胚凍結が占めるようになりました.

　この結果，凍結融解胚移植による生産分娩数が急速に増加し，2020 年の出生児数は，新鮮胚移植が 4,878 人，凍結融解胚移植では 55,503 人で約 11 倍の出生児数の増加となり，今後もこの傾向が続くものと思われます．その理由は，凍結可能な胚を多数産出できるのは比較的若年者層の方に多く，その年齢層は妊娠率，生産率が高いためと思われます．また，凍結融解胚移植の技術が向上し，着床に適した良好胚の産出と選択がより正確に行われるようになったこともその一因と考えられます.

　図 67 に，生殖補助医療（ART）の実施登録施設数の推移を 1996 年から 2020 年まで示しました．2020 年の登録施設数は 622，実施施設数は 601 となっています.

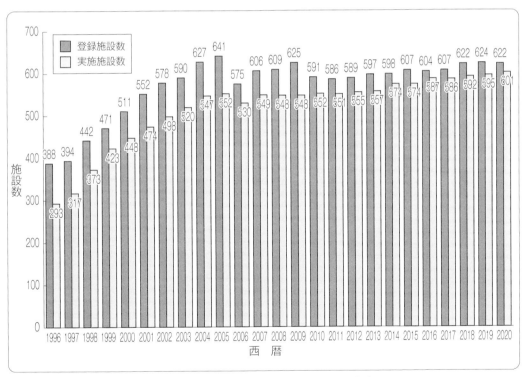

図67　ART 実施登録施設数の年次推移

（文献 98〜100）より作成）

図 68 に，各年齢別の治療周期数を示します．体外受精−胚移植法を受けている年齢層をみると 40 歳にピークがあり，次いで，その前後の年齢層に多く，20 歳代と 30 歳代前半は低い傾向にあります．しかし，妊娠に成功した女性は 36 歳前後の年齢層が多く，年齢によって妊娠・生産の成功率が異なっているのがわかります．少しでも若いときに治療を開始した方がよい結果が得られています．

　図 69 の 2020 年に日本で行われた生殖補助医療（ART）の妊娠率・生産率をみると，30 歳代後半から次第に低下し，40 歳代に入るとさらに低下しています．一方，流産率は30 歳代後半から増加し，43 歳以後では 50％以上が流産しています．

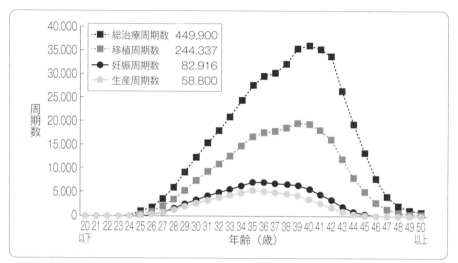

図 68 ART 治療周期数と年齢（2020 年）

（文献 69）より）

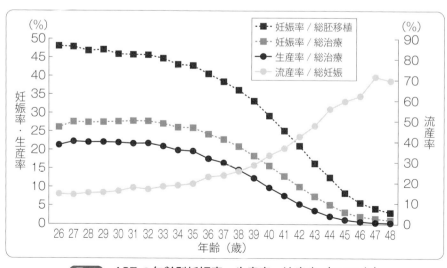

図 69 ART の年齢別妊娠率・生産率・流産率（2020 年）

（文献 69）より）

　図70 は 2000 年から 2020 年の生殖補助医療（ART）の出生児数を年次別に示したものです．出生児数は 2011 年頃から増加が顕著となっています．これは総治療周期数の増加とともに，凍結融解胚移植技術の向上と，それによる出生児の増加が背景にあると考えられています（ ▶ **参考** ）．

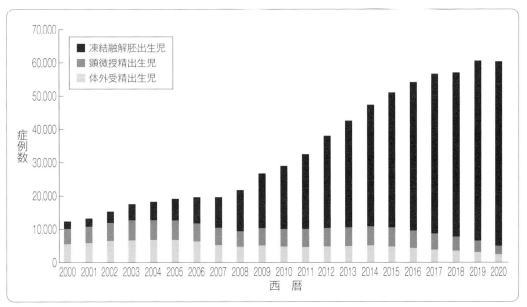

図70　ART 治療の出生児数の年次推移

（文献 69）より）

参考

最近の日本における ART の動向
- 最近日本においては，全治療周期は急激に増加しており，特に凍結融解胚移植数の増加が際立っています．
- ART を受けている年齢層は，40 歳前後にピークがある一方，妊娠に成功した女性は 36 歳前後に多くなっています．
- 出生児数は，2011 年頃から増加し始め，特に凍結融解胚移植周期で顕著で新鮮胚移植周期に比べ約 11 倍となっています．
- 体外受精と顕微授精では顕微授精の実施症例数が著しく増加しています．
- 選択的な良好胚単一胚移植により多胎妊娠が低下しています．

最近 3 年間の生殖補助医療（ART）の成績を**表28**に示しました.

表28 体外受精・胚移植などの臨床実施成績（日本産科婦人科学会報告による）

新鮮胚移植を用いた治療成績			
IVF-ET（体外受精）	**2018年**	**2019年**	**2020年**
治療周期総数	88,072	82,908	77,543
採卵総回数	86,021	81,293	76,068
移植総回数	20,403	16,871	13,093
妊娠数	4,648	3,900	3,028
移植あたり妊娠率（%）	22.8	23.1	23.1
採卵あたり妊娠率（%）	5.4	4.8	4.0
生産分娩数	3,246	2,821	2,181
移植あたり生産率（%）	15.9	16.7	16.7
出生児数	3,319	2,901	2,228
スプリット法（体外受精と顕微授精）	**2018年**	**2019年**	**2020年**
治療周期総数	28,546	28,498	28,986
採卵総回数	28,267	28,091	28,734
移植総回数	5,058	3,830	2,952
妊娠数	1,310	967	734
移植あたり妊娠率（%）	25.9	25.3	24.9
採卵あたり妊娠率（%）	4.6	3.4	2.6
生産分娩数	965	703	540
移植あたり生産率（%）	19.1	18.4	18.3
出生児数	983	715	556
ICSI（射出精子による顕微授精）	**2018年**	**2019年**	**2020年**
治療周期総数	127,974	124,035	120,840
採卵総回数	126,422	122,635	119,445
移植総回数	23,981	20,197	15,821
妊娠数	4,487	3,766	2,849
移植あたり妊娠率（%）	18.7	18.7	18.0
採卵あたり妊娠率（%）	3.6	3.1	2.4
生産分娩数	3,045	2,605	1,957
移植あたり生産率（%）	12.7	12.9	12.4
出生児数	3,150	2,682	2,012
凍結融解胚移植を用いた治療成績			
子宮内移植	**2018年**	**2019年**	**2020年**
治療周期総数	202,229	213,882	214,153
移植総回数	199,022	210,656	211,042
妊娠数	69,072	74,595	75,981
移植あたり妊娠率（%）	34.7	35.4	36.0
生産分娩数	47,873	52,513	53,891
移植あたり生産率（%）	24.1	24.9	25.5
出生児数	49,148	53,949	55,349

（文献 98〜100）より作成）

C　世界の体外受精

　世界の体外受精の治療周期数は年々増加しています．国際生殖補助医療モニタリング委員会（ICMART）の 2021 年の報告では，2017 年に 79 か国で 2,989 の ART 治療施設において 1,955,908 周期の治療が行われ，329,388 人の生児が誕生しています．

　注目すべきは，日本と同じように世界各国でも採卵周期数が 2015 年より 1.8％減少しているのに対し，凍結融解胚移植周期が 23.2％増加していることです．また，受精方法についても顕微授精（ICSI）の治療周期が通常の体外受精より多く，69.3％に行われています．移植胚数はわが国と同様に単一胚移植周期が 2008 年の 25.7％から 2017 年には 46.9％と増加しつつあり，多胎妊娠の発生に配慮が払われています．

　わが国では初婚，初産年齢の上昇により不妊女性が増え，体外受精の治療は 40 歳以上の高齢女性の治療周期数が増加し，妊娠率，生産率の低下をきたしています．ヨーロッパやアメリカなど海外の諸国では第三者の配偶子，胚提供についての制限的な法規制がほぼ撤廃され，高齢女性の妊娠率はわが国に比較して良好な成績を示しています．

　ヨーロッパでは卵子提供を受け，2017 年の成績では[101]新鮮胚移植で 49.2％，凍結融解胚移植で 41.1％，凍結融解卵子提供では 43.3％と高い妊娠率を示しています．

　しかし，日本では日本産科婦人科学会の見解により，体外受精は「夫婦」間で行うものとの規定があり，第三者からの提供卵，提供精子による体外受精を受けることはできません．そして，前述したように 40 歳近い年齢になって繰り返し治療を受けるカップルが多くなり，統計を取ると他国に比べ必ずしも良好な成績とはいえません．

1　日本の体外受精の治療成績が低い理由

　欧米の生殖補助医療先進国と比較すると，わが国の体外受精の治療成績は残念ながら良好とはいえません（図 71）．諸外国と比べて生殖補助医療の水準が低いのでしょうか．あるいはどんな問題点があるのでしょうか．結論から言うと，わが国の生殖補助医療の技術水準が決して低いわけではありません．

　わが国における夫婦の平均初婚年齢は 2010 年では男性 30.5 歳，女性 28.8 歳で，約 10 年後の 2021 年では男性 31.0 歳，女性 29.5 歳と次第に上昇しています．このような婚姻年齢の高齢化に加えて，結婚して相当年数が経過していても避妊していたり，3～4 年たって初めて産婦人科を訪れるカップルも少なくありません．不妊治療に関していえば，その妊孕性は女性の年齢と密接な関係があります．体外受精による妊娠率は，30 歳代前半では 30％を上回っていますが，40 歳代に入ると著しく悪くなって 20％を割り，43 歳を超えるとさらに低下すると報告されています．

　近年，欧米では PGT-A（p.123 を参照）が一般臨床として広く行われており，年齢の高い女性の自己胚でも高い生産分娩率を示しています．正倍数性胚が得られない場合でも，

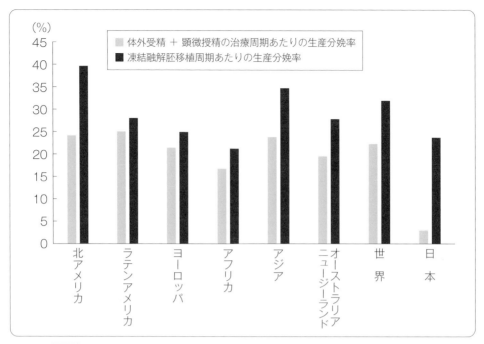

図71 世界地域における ART の治療法別成績（生産分娩率）（2018 年）

(ICMART の 2022 年の報告と文献 98）より作成)

　若年者からの提供卵あるいは提供胚による体外受精を受けられる機会があります．ちなみに，2019 年のアメリカの成績[102]では，自己の凍結卵と新鮮胚移植による生産分娩率は 45.6%，ドナーから提供された凍結卵あるいは新鮮胚移植での生産分娩率は 44.4〜53.9%とどちらも優れた成績を発表しています．

　また，安定した体外受精の成績を得るためには，ある程度の治療周期を行っている，経験豊かな医師・胚培養士・充実した培養設備・安定的な管理体制が必要ですが，日本では生殖補助医療を行う施設は諸外国に比べて非常に多く，2020 年では登録施設数 622，実施施設数は 601 に及んでいます．このうち日本で生産分娩を報告できたのは 552 施設のみで，1 年間の治療周期も 300 周期以下の施設が 249 もあります．

　アメリカは約 3 億 3,000 万人の人口に対し 448 施設（2019 年）で，約 1 億 2,500 万人の人口の日本より施設は少ないのが現状です．このような日本の過剰気味の施設数について，地域バランスも含め，質的・人的に充実させなければならないとの意見も出されています．厚生労働省も 2022 年 5 月に不妊治療の保険適用に関する資料集である「不妊治療に関する支援について」を出して，実施施設の技術水準の向上を期待しています．

D　先天異常の頻度

　体外受精によって生まれた赤ちゃんが，心身ともに健康で，元気に育っていくかどうか
は，カップルにとって最も大切な問題です．わが国を含めて，世界各国が登録機関を設け
て，出生後の赤ちゃんの成育状態を追跡調査するのもこのためなのです．

　すでに，世界中で 800 万人以上の赤ちゃんが体外受精によって生まれました．わが国で
も，53 万人あまりの赤ちゃんが生まれています．日本産科婦人科学会では，2004 年から
体外受精で生まれた赤ちゃんについて個別の登録を行っています．

　アメリカで 2005 年にワークショップが開催され，体外受精で生まれた単胎児について
調査した成績が発表されました[103]．その中で，子宮内胎児発育遅延，低出生体重児出産，
子宮内胎児死亡などの産科的リスクにより，周産期死亡率が自然妊娠出生児と比べて高い
という報告がなされています．

　また，アメリカの多施設間で行われた出生児の障害予防のための調査で，1997 年 10 月
から 2003 年 12 月の間に出産された 14,376 例について，生殖補助医療を受けて出生した
赤ちゃんには，心室中隔欠損症，口唇裂／口蓋裂，食道閉鎖，鎖肛，尿道下裂の発生リス
クが高い可能性があるとの報告がなされています[104]．

　ヨーロッパでも，多施設大規模研究班が編成され，5 歳までの子ども 15,000 人を対象
に，体外受精（顕微授精を含む）と自然妊娠で生まれた単胎児について，先天異常，精神
発達の両面より調査が進められました．その結果，体外受精（顕微授精を含む）で生まれ
た子どもの方がより多くの健康管理が必要とされましたが，顕微授精で生まれた子どもに
やや高い割合で先天異常が認められたことを除けば，総合的にみて体外受精（顕微授精を
含む）の安全性は確保されていると報告されています[105]．

　遺伝性疾患についてもエピジェネティクス（後天的遺伝子修飾）の異常に関連する疾患
として，ベックウィズ–ヴィーデマン症候群，アンジェルマン症候群などの赤ちゃんを出
産するリスクが体外受精と関連して高まるのではないかと危惧されています（▶ 参考 ）．

　イギリスでの大規模な調査[106]では，これらの疾患の発生と生殖補助医療との関連性が
報告されています．ただし，先天性形態異常については，母体が高齢であること，多胎妊
娠が多いこと，また，不妊そのものがその発生リスクにかかわっているのではないかとも
考えられています．今後，長期的に十分なデータを集め，追跡することが必要と思われます．

E 顕微授精による先天異常発生への影響

顕微授精など，新しい技術の進歩は，男性不妊で高い成功率をあげるようになりました．しかし，一方では，受精という自然の現象を人為的に選択するこの技術には，生まれてくる子どもの身体的・心理的発育について長期的観点から追跡することが求められています．

男性が原因の不妊，不育症には遺伝的素因を無視することはできません．よく知られている事例として，染色体転座，性染色体異常，Y 染色体の微小欠失などがあります．これらの疾患以外にも精管の先天的な欠損症例で遺伝子変異が見つかっています．特に精子数 $5 \times 10^6/\mathrm{mL}$ 以下の重度の造精機能障害を伴っている男性には，8.2%に Y 染色体微小欠失が見つかったという報告もあります[107]．

また，精巣内精子回収法（TESE）で得られた精子には，高頻度の染色体異常が存在することが明らかにされ[108]，造精機能関連遺伝子（DAZ 遺伝子など）の欠失とともに，その異常が次世代の男児に継承される可能性についても，危惧されています[109]．

日本産科婦人科学会登録委員会の 2016 年分の臨床実施成績をみても，54,110 人の生産分娩児のうち，染色体・遺伝子異常が 108 症例，心臓血管系の異常が 433 症例，口唇裂／口蓋裂 75 症例，鎖肛 13 症例，食道閉鎖 6 症例，尿道下裂 19 症例などと報告されています（重複症例あり）．

2014〜2016 年の症例数を合わせると**表 29** のようになり，体外受精による出生児で，一定の割合で障害をもった赤ちゃんの出産例が報告されています．今後も長期的な観点から身体的・神経学的な発達，成長について調査が続けられることを期待しています．

表29　2014〜2016 年の体外受精による出生児の先天異常発生数

	死　産	早期新生児死亡	生　産	中　絶	自然流産	合　計
染色体，遺伝子異常	56	39	319	378	18	810
脳神経系	10	17	97	90	3	217
心臓，血管系	13	17	1,156	25	3	1,214
腎，泌尿器系	5	10	450	22	1	488
消化器系	7	5	255	1	0	268
目，耳鼻咽喉系（口唇裂 / 口蓋裂など）	4	8	396	6	2	416
骨，筋，外表奇形	9	11	380	48	4	452
その他	6	9	96	49	1	161

重複症例あり．　　　　　　　　　　　　　　　　　　　　　　　　　　（文献 110〜112）より作成）

F　出生前診断

　高齢妊娠あるいは生殖補助医療による妊娠に対して出生前診断の要望は高まっています．最近，行われている出生前診断には**表30，31** のような検査法があります．

表30　出生前診断

①非確定的検査（非侵襲的検査）	②確定的検査（侵襲的検査）
母体血清マーカー検査	羊水検査
母体血胎児染色体検査（NIPT）	絨毛検査
超音波検査	臍帯穿刺

表31　出生前診断の種類

	従来の検査		新出生前診断
	母体血清マーカー検査	羊水検査	母体血胎児染色体検査（NIPT）
方　法	母親の血液を採取	経腹的に針を刺し，羊水を採取	母親の血液を採取
安全性	流産の危険性はない	300 回に 1 回（0.3%）流産の危険性がある	流産の危険性はない
精　度	わかるのは異常のある確率のみ	13 番，18 番，21 番（ダウン症）その他の染色体の異常を診断	13 番，18 番，21 番（ダウン症）の染色体異常の判定
検査時期	15〜16 週	15〜18 週	10〜12 週
費　用	約 2 万円	約 10 万〜15 万円	約 21 万円

1 母体血清マーカー検査（トリプルマーカーテスト, クアトロテスト）

　欧米を中心に出生前診断法が開発され進歩してきました．トリプルマーカーテストは母親から採血し，血液中の α-フェトプロテイン（AFP），絨毛性性腺刺激ホルモン（hCG），非結合型エストリオール（E$_3$）を測定し，ダウン症，脳や脊髄などの形成異常（神経管形成異常），18 トリソミーの危険率を測定する検査です．普通，妊娠 15〜17 週の間で行っています．ある調査では，752,682 人にトリプルマーカーテストでスクリーニングを行った結果，ダウン症は 1,217 人に認められ，その検知率は 77.4％であったと報告されています．特に母体年齢が 35 歳以上では 94％，35 歳未満では 62.4％で，年齢によって検知率が異なることがわかりました．また，18 トリソミーは 82.5％の検知率でした．

　最近ではより正確さを期待して，3 つの血液中のマーカーに加えて，インヒビン A を測定してクアトロテストとして同じように出生前診断を行い，検知率がわずかに向上したとの報告がなされています．これらの母体血清マーカー検査は，非確定的遺伝学的検査に位置付けられています．そこで，アメリカ産婦人科学会のガイドラインの中では，母体血清マーカー測定に加えて，超音波検査で妊娠 13 週目に胎児頸部皮下の浮腫（NT），鼻骨低形成（欠損）所見を見つけることで，より上記の異常などの診察精度が上がると述べられています．

2 羊水検査 ── その安全性

　トリプルマーカーテスト，クアトロテストなど，出生前に染色体異常などのリスクを推定する母体血清マーカー検査は，世界で何十万人の人々に行われ，日本でも普及しています．また，1970 年代に妊娠 15 週以降に経腹的に羊水穿刺による出生前診断が導入されて以来，わが国でもその安全性や精度に関して多くの研究が行われてきました．

　最近では超音波ガイド下で羊水穿刺を行うことにより，羊水検査に伴う流産率は低下してきています．ただし，妊娠 15 週未満で行う早期羊水穿刺や経腟的羊水検査は，その安全性が確認されたとはいえません．

　当然ながら，羊水検査による胎児喪失率をゼロにするのは難しく，0.3％程度の流産の可能性があります．羊水検査の前には，検査の精度，流産する危険率，診断可能な胎児の異常などについて，十分なカウンセリングを受け，納得して検査を受けることが大切です．

3 母体血胎児染色体検査（NIPT）

　2011 年にアメリカで，妊婦の血液から胎児の DNA を用いて染色体異常を検出できる新しい出生前遺伝学的検査法である，母体血胎児染色体検査（NIPT）が開発されました．妊婦の血液の血漿成分には，胎盤の絨毛組織から入り込んだ胎児の DNA が認められ，これを分析して胎児の異常を診断します．当初は 21 番染色体が 3 本あるダウン症の検査の

みでしたが，その後 13 番，18 番，性染色体などが追加され，さらに染色体の欠損で起こりうる疾患も対象に含まれました．

　血液を採取するだけで検査できる簡便さから日本でも普及していくと思われましたが，胎児に障害が予測されると人工中絶の増加につながるおそれもあり，日本産科婦人科学会・日本医学会では，この検査を行うための指針を定めています．検査に対する十分な認識をもたず，スクリーニング的に行われるようなことがあれば，妊婦やパートナーに誤解が生まれる可能性もあり，検査にあたっては認定・登録施設で，臨床遺伝専門医，認定遺伝カウンセラー，トレーニングを受け認定を受けた医師などから十分な遺伝カウンセリングを受けることは必須です．対象は，①胎児超音波検査で胎児が染色体異常を有する可能性が示唆された，②母体血清マーカー検査で胎児に染色体異常を有する可能性が示唆された，③両親のいずれかが均衡型転座やロバートソン転座を有していて，胎児が 13 トリソミーまたは 21 トリソミーとなる可能性が示唆される，④高齢，としています．

　現在，認定施設以外の他科施設での情報や説明なき NIPT 実施が横行し，妊婦や家族に混乱が起こっていることも問題視されています．

G 着床前胚染色体異数性検査（PGT-A）

　着床前診断（PGD）は，1990 年，イギリスで血友病を回避するため世界で初めて実施されました[113]．その後，重篤な遺伝性疾患のあるカップルに対して異常胚を移植しないことにより，単一遺伝子疾患を避けるために欧米を中心に行われるようになりました．

　わが国においては，1998 年に日本産科婦人科学会が「重篤な遺伝性疾患を適応とした着床前診断を臨床研究として認める」と会告を出したものの，各施設の申請はなかなか承認されず，2004 年に 1 例がようやく承認されました．その後，2006 年 2 月に適応は，染色体の構造異常に起因する習慣流産へ拡大されました．一方，諸外国では，こうした胚の発生リスクをもたないカップルに対しても正常胚のみを移植する着床前胚染色体異数性検査（PGT-A）が一般的に行われ，着床不全や流産を減らせたとの報告が発表されました．日本でも実施のニーズが高まったものの，倫理的問題や法的・技術的問題もあり，議論を呼びましたが，2022 年 1 月には着床前遺伝学的検査に関する見解（p.125 の ▶ 参考 ）が提案され，研究から医療行為としての実施となり，大きな転換点を迎えることとなりました．

　近年，PGD は着床前遺伝学的検査（PGT）と言い換えられ，目的によって以下の 3 つに分けられています（表 32）．
①単一遺伝子疾患の着床前診断（PGT-M）
　重篤な遺伝性疾患に対する着床前診断．
②染色体構造異常の着床前診断（PGT-SR）
　染色体転座などの構造異常胚による習慣流産防止のための着床前診断．

表32	PGT-M，PGT-SR，PGT-A の違い		
検査の種類	PGT-M （単一遺伝子疾患の着床前診断）	PGT-SR （染色体構造異常の着床前診断）	PGT-A （着床前胚染色体異数性検査）
特　徴	特定の単一遺伝子の異常がないかを調べる	特定の染色体間で起こる染色体の構造異常を調べる	すべての染色体の数を調べる
目　的	特定の重い遺伝性疾患に罹患した児の出生リスクを減らす	染色体転座などの構造異常胚による習慣流産防止	治療あたりの妊娠率を高めたり，流産を減らしたりできる可能性がある
対　象	重篤な遺伝性疾患児を出産する可能性のある遺伝子変異ならびに染色体異常の保因者 例）筋ジストロフィー，筋強直性ジストロフィー，ミトコンドリア病など	均衡型染色体構造異常に起因すると考えられる習慣流産（反復流産を含む）の既往者 例）均衡型相互転座，ロバートソン転座，腕間逆位など	反復体外受精不成功例 習慣流産など

③着床前胚染色体異数性検査（PGT-A）

PGS といわれていた着床前スクリーニングのことで，胚の発生リスクをもたないカップルに対しても正常胚のみを移植する目的で行う胚染色体異数性検査．

今のところわが国において，PGT-A は体外受精・胚移植を2回以上行っても着床しなかったカップルや2回以上の流産歴があるカップルを，そして PGT-SR は男女どちらかに染色体構造異常があり，不育症の原因となっていると考えられるカップルを対象と定めています．

PGT-A は体外受精によって得られた胚盤胞の一部から細胞を取り出し，染色体検査を行う検査です．その後，凍結をへて異常のない胚のみを移植します（図72）．

日本では治療を受ける女性の高齢化が顕著なため，なかなか妊娠できず，妊娠しても流産を繰り返す方が増えています．これは，受精卵の染色体に異数性があることが大きな理由です．

染色体の異数性は女性年齢と相関しますが，PGT-A を行い，正倍数性胚を移植すると年齢が上昇しても妊娠率は変わらず，流産率は低下するため，生児獲得率は差がないとされています．このため従来の適応であった習慣流産の方だけでなく，多くの形態良好胚が得られるならば，35歳以上で反復着床不全や流産を繰り返すカップルにも有効性が高いと考えられます．

一方，染色体構造異常や習慣流産の場合，妊孕力があっても体外受精が必要になることで女性の体への負担があること，受精卵という繊細な細胞から一部を生検することによる本来妊娠できた胚が妊娠する能力を失うという短期的なものだけでなく，受精着床後の長期的なダメージもわかっていません．そして受精卵の選別は命の選別なのでは？という倫理的な問題もあり，しっかりとしたカウンセリングを受ける必要もあります．また，検査費用も高額になるなど，今後も議論すべき多くの課題が残されています（▶参考）．

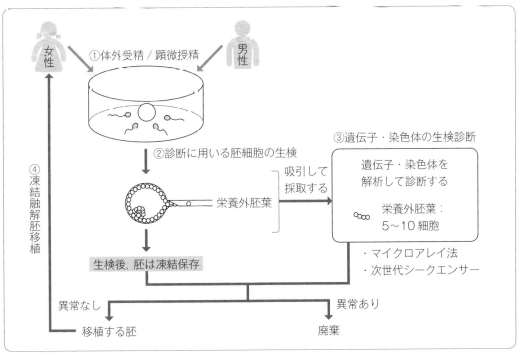

図72 着床前胚染色体異数性検査（PGT-A）の方法（▶コメント を参照）

着床前遺伝学的検査に関する見解

　2022 年 1 月に，日本産科婦人科学会から「不妊症および不育症を対象とした着床前遺伝学的検査に関する見解」が発表されました．重要な部分を一部抜粋します．
・不妊症，不育症に悩む夫婦が妊娠成立の可能性の向上あるいは流産の回避につながる可能性のある手段の 1 つとして実施されるヒト胚の遺伝情報的解析を行い，情報を利用する医療行為である．検査する遺伝情報は染色体異数性および染色体構造異常に限られる．原則として性染色体情報は開示しない．
・施設要件認定のある医療機関で実施される．
・着床前胚染色体異数性検査（PGT-A）と着床前染色体構造異常検査（PGT-SR）に区分される．
・実施は夫婦の希望があり，かつ夫婦間で合意が得られた場合に限り認めるものとする．実施前に原理・手法・予想される成績，安全性について文書による説明を行い，文書による同意を得てこれを保管する．
・「人を対象とする生命科学・医学系研究に関する倫理指針」および遺伝医学関連学会によるガイドラインに基づき，遺伝情報に関する厳重な管理が要求される．
・検査の実施前および検査結果が判明した胚移植前のそれぞれの時点で臨床遺伝の専門知識を有する医師が遺伝カウンセリングを行い，意思決定を支援する．
・実施施設は妊娠転帰，児の予後などの結果を日本産科婦人科学会に報告・登録する義務がある．

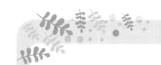 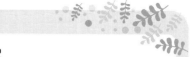

PGT-A 後の移植胚の選択

　前述の通り，着床前遺伝学的検査は当初，遺伝性疾患の発症を防ぐために始まり，その後，生殖補助医療およびゲノム解析技術の進歩により PGT-A として実施が可能となりました．

　これにより遺伝性疾患の発症を防ぐためだけでなく，反復着床不全および不育症のカップルの妊娠成立までの時間を短縮させるための医療行為として，わが国においても広がりをみせています．正倍数性胚を移植することにより，流産率の低下が報告され，高齢女性においても若年者と変わらない生産率が期待できます．

　PGT-A は胚の異数性を明らかにする検査ですが，胚診断の判定は必ずしもクリアカットに判断できないこともあります．

　胚盤胞から胚生検を行い，移植に適した正倍数性胚を A，常染色体の異数性または構造異常の胚を C（妊娠不成立か出生の可能性がある一部のトリソミー）と判定しますが，検査が上手くできなかったときの D（判定不能）以外に，B という胚移植をするかしないか迷う判定があります．

　判定 B の多くは，異数性と構造異常を有する細胞が正倍数性胚細胞と入り混じるモザイクと呼ばれる胚です．モザイク部分は生検分析した細胞の 20〜80% に収まるとされ，20% 以下であれば報告されません．モザイク胚は妊娠率が低く，流産率が高いとされていますが，生児を得ることもあります．胚生検は胎盤になる栄養外胚葉の細胞を採取しています．胎児になっていく内細胞塊では異数性細胞が淘汰されやすいので，モザイク胚であっても実際の胚に異数性があるとはいえないのがその理由です．ただ，モザイク胚は淘汰による細胞の正常化が間に合わないために流産や妊娠不成立になることもあるのです．

　モザイク胚を移植して，健常児が生まれる期待はありますが，モザイク率によっては表現型として現れることもあります．モザイク胚移植に対しては，情報をもとにカップルが胚移植をするかしないか，主体的に意思決定をするようにしっかりとしたカウンセリングを受ける必要があります．モザイク胚だけでなく，結果の判定をへて，胚移植の可否に関しては慎重に考慮し，妊娠成立後も不安があれば出生前遺伝カウンセリングをすすめます．

　着床する前の胚はただの細胞ではなく，生命の始まりの細胞です．PGT-A は，妊娠後の出生前診断で異常を知って中絶するという痛みよりは容認されやすいかもしれませんが，自然の摂理への介入であることは間違いありません．安易に飛びつくのではなく，倫理観を持ったルールに則って進めていくことを忘れないようにしたいものです．

第12章

反復着床不全（RIF）

　胚が着床するためには，多くの条件がかかわっています．胚の質，移植の技術，子宮内膜の発育と胚の同調性，そしてホルモン環境などが密接に関係しているのです．

　人工的な培養液や培養環境にさらされることで，胚の発育はいろいろな影響を受けます．また，母体の高齢化が進むと胚の染色体異常の頻度が高くなり，卵子にも老化の影響が現れたりします．

　一般的に体外受精で40歳未満の女性が形態良好胚を4回以上移植した場合，80%が妊娠するといわれています．このため，形態良好胚を4個，3回以上胚移植しても妊娠しない場合，反復着床不全（RIF）といいます．

A　原因と対策

　反復着床不全の原因はいろいろな病態が考えられます．子宮粘膜下筋腫，子宮内膜増殖症，子宮内腔癒着などの器質的病変以外にも，最近ではいくつかの考えられる原因があり，それらに対するアプローチが考慮されています．ここでは，原因と対策を3つに分けてみていきましょう．

1　子宮内環境の問題

a　子宮内腔の異常

①子宮粘膜下筋腫，子宮内膜ポリープ，子宮形態異常

　受精卵が着床し，育っていくためには着床に適した子宮内膜が必要ですが，子宮の中に子宮粘膜下筋腫，子宮内膜ポリープなどがある内膜は欠損しているので，受精卵は育っていけません．また，子宮形態異常（中隔子宮など）では血流が悪いと着床できないといわれています．治療には外科的切除が有効で，侵襲がより少ない子宮鏡下手術も検討されます（第9章を参照）．

②慢性子宮内膜炎

　近年，慢性子宮内膜炎が原因の1つではないかと考えられるようになってきました．一般的に臨床症状に乏しく，子宮内膜の一部を採取し病理検査に提出し，特殊な免疫学的染

色をして形質細胞を認めることで診断されます．子宮鏡を併用することにより，診断の精度を上げることも重要です．炎症を認めた場合，抗菌薬の投与が必要で，治癒を確認した後，初回生産率が改善したとの報告があります．

　さらに，次世代シークエンサー（NGS）による検査で子宮内の細菌叢を同定することによって子宮内膜炎を診断する方法もあり，異常だった場合，同定された細菌に感受性がある抗菌薬の投与やラクトフローラの内服・腟内投与が必要とされています（子宮内細菌叢検査［EMMA/ALICE］）．

b 子宮内膜受容能検査（ERA, ERPeak）

　子宮内膜が着床の受容能をもつ期間を着床の窓（implantation window）と呼び，この時期に胚移植しなければ着床が成立しません．凍結融解胚移植周期が90％以上になっている現在，着床の窓と胚とを同調させることは何より重要ですが，排卵日を0日として約7±2日の幅があり，胚の成長に合わせて胚移植のスケジュールを計画しています．

　2011年にSimonらは，子宮内膜に発現した遺伝子を分析したところ，患者さんによっては着床の窓にズレがあり，それが反復着床不全の原因の1つであると提唱しました[114]．この検査は通常の胚移植をするサイクルを作って子宮内膜を採取し，次世代シークエンサーを用いて遺伝子発現を解析し，着床に適した時期であるかを判定する子宮内膜受容能検査で，ERA検査といいます．

　最近，同様に着床の窓を調べるERPeak検査も登場しました．こちらはERA検査とは検査法が異なり，RT-qPCR法を用いた新しい検査法で，検体量が少なくてもすむという利点もあります．

　どちらも得られた結果によっては，移植時期を今までより前にしたり後ろにしたりで調整します．ERA検査後に妊娠率が改善したという報告が多数ありますが，有用性にネガティブなものもあります．一方，ERPeakはまだ新しい検査法であり，有用性についてはERA以上に不明です．ERA，ERPeakはいずれも今後も治療結果の前方視的検討が必要です．

2 受精卵の問題

　受精卵そのものに染色体異常があると着床，妊娠は困難で，妊娠したとしても高率に流産が起こり，なかなか出産にまで至りません．日本では体外受精を受ける女性の年齢が高齢化していることもあり，受精卵の染色体が正常でないためになかなか妊娠しなかったり，流産したりする患者さんが多いのですが，若年であってもカップルの染色体に異常があると，やはり着床不全の原因になります．

　体外受精で胚盤胞になった胚の一部を採取し，子宮に戻す前に染色体を検査し，正常な胚だけを次の周期以降に戻すと，年齢による妊娠，出産率にも差はなくなるといわれています．

倫理的な問題も含め，まだ検討すべき点はあり，現在，日本産科婦人科学会に認可された施設でしか行われていません．これが着床前胚染色体異数性検査（PGT-A）（p.123 を参照）です．

3　受精卵を受け入れる免疫寛容の異常

受精卵は卵子と精子が一緒になった細胞で，母体にとって半分は自分の細胞ではありません．非自己細胞には本来であれば拒絶する反応が起きるはずなのですが，太古より子宮は不思議に，この受精卵を受け入れ，拒絶反応を起こすことなく，胎児へと育て上げ，生き物はこの世に生を受けてきたのです．しかし，この免疫寛容が崩れ，拒絶が強く起こってしまうことも RIF の原因の 1 つと考えられています．以下に，有効性が高いとされる治療について示しますが，まだ保険適用になっていないのが残念です．

a　Th1 / Th2 バランス

血液中のヘルパー T リンパ球のバランス（Th1/Th2）の異常が起こっているときは，この免疫寛容の崩れが起こっていると診断し，免疫抑制剤のタクロリムス®を値によって服用量を調整しながら内服し，バランスを整えることにより臨床妊娠率が上がるという期待がもたれます．

その他の免疫性反復着床不全の薬剤としては，バイアスピリン，ヘパリン，免疫グロブリン，副腎皮質ステロイド，ヒドロクロロキンなども検討されます．

b　ビタミン D

ビタミン D 欠乏により体外受精においても妊娠率は低下するといわれ，RIF にも関連があるといわれています．ビタミン D は Th1 を抑制し，子宮内膜の免疫寛容を促進する効果があり，血液中の 25OH ビタミン D が欠乏状態になっていないか測定し，サプリメント内服などで補正することも一般的にすすめられるようになってきました．

4　その他

a　子宮内膜スクラッチ

子宮内膜スクラッチとは，RIF の検査で異常がないとき，胚移植の前周期の黄体期に子宮体部に細いスティック状の器具を挿入し，内膜を剥がすように刺激する処置です．

しかし，なぜスクラッチが有効なのか，その機序はよくわかっていません．スクラッチを行うことで着床に必要とされる遺伝子発現が増加し，炎症性のサイトカインが増加することで子宮内膜の脱落膜化が促進され，着床環境が良好になるのではないかと推測されています[115]．

不妊治療の保険適用拡大 ― 光と影

2022年4月から不妊治療の公的保険適用が拡大し，今まで保険診療が認められてこなかった人工授精や生殖補助医療まで健康保険が使えるようになりました．

少子高齢化が進むわが国として，出生率を増やしたいという願いから国は高額な治療費のかかる不妊治療に健康保険を導入し，不妊を心配しているカップルを後押ししたいと目論んだのでしょう．

確かに不妊治療の保険適用が拡大したことにより，当院でも今まで受診するに至らなかった多くの20代のカップルもが不妊症を心配し，結婚後の比較的早い時期に検査や治療を希望されるようになりました．当然のごとく，早期に妊娠も成立して不妊治療から卒業していき，政府のねらいは一部達成されている部分もあります．

大多数の患者さんでは，決められたルールの中の診察方法や治療薬を使った治療方法でうまく妊娠が成立します．しかし，一人ひとりをみると，必ずしも教科書的な方法やデータで治療方針を決めても，なかなか妊娠・出産というゴールに到達できないこともあります．わが国の不妊治療は自費診療であったために独自の発展を遂げてきた経緯があり，妊娠しやすさを求めて各医療機関がオーダーメイド医療をして，向き合っているカップルのゴール到達に寄与してきました．保険診療では，決められたルールから少しでも外れてしまう場合，かつてのように自費診療をしなければなりません．混合診療はできないからです．

保険診療は認めないけれど，この検査や治療は混合診療を認めましょう，と厚生労働省が認めた一部が「先進医療」です．先進医療は徐々に申請，審査が進み，増えつつありますが，必ずしもその人に合った医療が先進医療として認められていないものもあるため，医療者としては心苦しいのですが，すべての治療が自費になってしまうこともあるのです．

カップルの願いが叶えられ，ひいては社会の均衡を保つにも役立つことであっても，ルールありきなのが現状です．人間は生き物なのですべて同じ人はいないし，計算通りにはいきません．よく診察室で，治療しても期待通りにいかない患者さんに涙ぐまれることもありますが，最近は保険診療の範囲で……と，提案の選択肢が狭められてしまっていることも歯がゆいことです．

始まったばかりではありますが，わが国の不妊治療が患者さんに優しい，さらに成熟した制度になって発展していくことを期待したいと思います．

第 13 章

不育症

　不育症は，妊娠するけれど流産，死産を繰り返し，生児が得られない病態で，特に3回以上連続して流産を繰り返す場合を習慣流産と呼び，1％程度の頻度と報告されています[116]．

　臨床的に確認された妊娠の10〜15％が流産となり，妊娠女性の25〜50％が流産を経験しています．

　流産を反復した場合の次回流産率は上昇し，年齢因子を考慮すると，流産再発率は30歳以下で25％程度ですが，40歳以上では50％前後と有意に高くなると報告されています．

　妊娠早期に流産する場合は染色体異常など受精卵に異常があることが多く，原因を確かめるためにスクリーニング検査を行いますが，原因不明の場合が多いといわれています．

A 原　因

　不育症の原因はさまざまで，抗リン脂質抗体症候群，糖尿病，甲状腺機能障害などの内分泌異常，カップルのいずれか，時には両方にみられる染色体異常，先天的な子宮形態異常などがありますが，スクリーニング検査で70％もの多くが原因不明です（図73）[117]．しかし，ある調査では41％に胎児染色体異常が認められ，真の原因不明は25％であったということです．ストレスや心理的要因も関係しているといわれます．

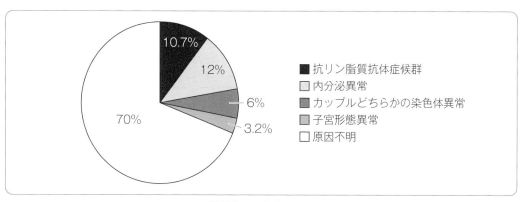

10.7%
12%
6%
3.2%
70%

■ 抗リン脂質抗体症候群
□ 内分泌異常
■ カップルどちらかの染色体異常
■ 子宮形態異常
□ 原因不明

図73　不育症の原因

原因不明の多くは胎児染色体異常．

（文献117）より作成）

カップルいずれかの染色体に，その一部が入れ替わった均衡型転座，ロバートソン転座などの異常が見つかった場合も，ある確率で流産となってしまいますが，最終的には60〜80％のカップルが赤ちゃんに恵まれています[118, 119]．

B 検 査

不育症の原因を調べるには，**表33**のような検査を行います．

以前，流産胎児染色体検査は全額が患者さんの実費負担で検査代金も高額であったため，原因究明として検査を躊躇する場合も多かったのですが，2回以上の流産，死産の既往で先進医療として2022年4月より公費助成が始まりました．

表33 不育症診断のための検査

- **女性に対する検査**
  ① 子宮形態異常の検査（子宮卵管造影検査，子宮鏡検査，超音波検査）
  ② 内分泌検査
  ・黄体化ホルモン（LH）　　　・卵胞刺激ホルモン（FSH）
  ・プロラクチン（PRL）　　　・エストロゲン（E_2）
  ・プロゲステロン（P_4）　　・FT_3，FT_4，甲状腺刺激ホルモン（TSH）
  ・空腹時血糖値とインスリン測定
  ③ 染色体検査
  ④ 抗リン脂質抗体検査
  ・抗カルジオリピン抗体　　　・抗カルジオリピン$β_2$GP I 抗体
  ・ループスアンチコアグラント ・抗PE抗体　など
  ⑤ 血液凝固因子検査
  ・プロテインS，プロテインC，第XII凝固因子
- **男性に対する検査**
  染色体検査
- **流産児の染色体検査**

（文献120）より作成）

C 治 療

治療は原因に応じて開始されますが，検査を行っても約60〜80％の症例で原因の特定が困難といわれています．

a 子宮形態異常

子宮形態異常は不育症に関して高いリスク因子となっています．特に中隔子宮は流早産が起こりやすく，また，妊娠中も胎児の位置異常や胎盤早期剝離などの周産期リスクに注

意する必要があります.

　診断には子宮卵管造影法が有用ですが, 超音波断層法, 特に 3D 超音波装置によっても診断可能です. また, 子宮鏡を使って直接, 子宮内腔の状態を確かめることも大切です.

　中隔子宮に対しては子宮鏡下で子宮中隔切除術 (TCR) がよく行われています. 手術後の成績も良好で, 生児獲得率も高まり流産率の低下が報告されています. 重複子宮などに対しては, 従来の子宮形成手術に代わって体外受精を適応する事例が増えてきました.

b 内分泌異常

　流産を繰り返す不育症の女性では基礎体温を記録し, 排卵障害, 黄体機能不全, 希発月経などの月経異常の有無を調べることは大切です. 月経異常が不育症の原因になっているかどうかは別にして, 下垂体, 卵巣, 甲状腺, 副腎などの内分泌器官の異常が不規則な基礎体温の形になって現れてくることが多いからです. 甲状腺疾患のある女性は流産率が高いことが知られています.

　橋本病, バセドウ病などは自己免疫疾患で自己抗体の検査と治療が必要となります. また, 糖尿病に罹患している女性はコントロールが不十分だと流産の原因となります.

c 染色体異常

　胎児は両親の遺伝情報である染色体を半分ずつ受け継いで生まれてきます. 染色体異常と不育症との関係については, 胎児自身の異常による流産の多くが染色体の数の異常によるもので, 卵子や精子が減数分裂を起こす際に染色体の不分離や多精子受精などが起こって発生します. この現象は偶発的に起こると考えられており, 通常は両親の染色体に異常は認めません. ただ, 両親の年齢が高年齢であるほど起こりやすいことは事実です.

　また, 両親のいずれかに均衡型転座という染色体の構造異常があった場合, その染色体の遺伝子量の均衡がとれていれば両親は健常ですが, 染色体の組み合わせによっては次の世代の受精卵に異常をきたし, 流産してしまいます. 両親のどちらかにロバートソン転座があった場合でも同じように流産することが多いのです.

　この 2 つの転座はいずれも理論的にその流産率が計算できますが, 実際の流産率は明らかではなく, また, 日常の臨床の場で染色体の転座をもつカップルについての治療法は残念ながらありません. しかし, 流産を何度も繰り返したあとでも生産可能な染色体の組み合わせをもった場合, 健康な赤ちゃんが生まれてくる可能性があります. 希望を捨てないで未来に期待しましょう.

d 抗リン脂質抗体症候群

　抗リン脂質抗体症候群の女性では, 動静脈血栓症, 妊娠 10 週未満の 3 回以上の連続した原因不明習慣流産, 妊娠 10 週以降の正常形態胎児の 1 回以上の子宮内胎児死亡, 重症妊娠高血圧腎症, 未熟児出産などの発生リスクがあります. 本疾患の診断基準を満たす症例は比較的少なく, その場合でも低用量アスピリン療法をまず行うことがあります. ま

た，妊娠前からタンパク尿検査，血圧，腎機能・肝機能検査などを行って健康管理に気をつけましょう．喫煙や肥満，高血圧などはリスク因子です．糖尿病などがあれば十分なコントロールが必要です．

e 血液の凝固異常

昔から，リウマチ，膠原病，全身性エリテマトーデス（SLE）などの自己免疫疾患に罹患している女性は妊娠すると流産しやすいことが知られていました．抗リン脂質抗体陽性を示したり，第XII因子，プロテインS活性の低下を認めたりする不育症に対し抗血小板療法，抗凝固療法として低用量アスピリン療法やヘパリン療法が広く行われています．

しかし，その適応時期や治療期間は不妊治療施設によって異なります．低用量アスピリンを1日量60〜100 mgを黄体期中期から開始する施設や，妊娠反応陽性時から開始する施設などもあります．投与期間は日本では妊娠28週以降は禁忌となっていますが，分娩時まで投与する施設もみられます．低用量アスピリン療法については世界的に安全性と有用性が確認され，特に副作用の報告はありません．

ヘパリン療法は通常，妊娠が判明した時点より，1回5,000単位を12時間ごとに1日量1万単位を皮下注射します．投与期間は分娩前日まで投与する施設が多いようです．ヘパリン療法は在宅自己注射が一般的です．自己注射を開始するまでに注射法を習得しておく必要があります．帝王切開などの緊急時には，硫酸プロタミン剤でヘパリンの作用を中和することが可能なので安心して使用することができます．

f カウンセリング

不育症の治療では心の不安を取り除く精神的ケアとカウンセリングが大切です．いわゆる，「tender loving care（優しく思いやりのあるケア）」が重要で，ともすれば "うつ" になりがちな心を救うことができます．前向きに生き，あきらめずに治療を受けることでよい結果が得られるケースがたくさん報告されています．自分を責めたり孤立してしまって大切な人生を暗く過ごしてはいけません．明るく未来に向けて歩むことです．

以上より，不育症の重要ポイントを**表34**にまとめました．

表34 不育症のまとめ

1. 「妊娠は成立するが流産や早産を繰り返して生児が得られない状態」を不育症（recurrent pregnancy loss）と定義している
2. 子宮形態異常，カップルの染色体異常，抗リン脂質抗体症候群，胎児の染色体異常が原因として指摘されているが，大部分は原因不明である
3. 抗リン脂質抗体症候群などの治療では低用量アスピリン，ヘパリン療法が重要であるが，精神的サポートも大切である

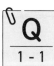

第14章

不妊症・体外受精に
関するQ&A

1 │ 不妊治療・体外受精の基礎知識について

Q 1-1 妊娠を希望してからどのくらい妊娠しなければ医療機関を受診した方がいいでしょうか?

A answer　カップルが避妊をせずに性生活をして，1年間妊娠しないときは不妊症と定義されます．しかし，日本では未婚率が上がり，晩婚化も進み，いざ赤ちゃんをつくろうと思ったときには妊娠が難しい年齢になっていることも少なくありません．20歳代後半から妊娠率は落ちていき，35歳を超えると顕著になり，40歳を超えると出産にまで至る確率はさらに低下します．

　厚生労働省は，生殖補助医療で保険が使える年齢を42歳までとしましたが（**表35**），43歳を超えると妊娠，出産が困難になるばかりでなく，女性の健康を害する危険も大きくなるため妥当な線引きであったとも考えられます．

　30歳以降では，挙児希望なら1年を待たず，不妊専門医療機関を受診した方がよいでしょう．また，20歳代であっても，子宮内膜症や子宮筋腫があって治療されている方や月経不順で通院されている方は，それまで受けていたものとは違う治療が必須なので，すぐに相談しましょう．なお，検査や治療の方針などに関しては生殖医療専門医を受診されることをおすすめします．

表35　生殖補助医療の保険適用要件

年齢制限	
治療開始時において女性の年齢が43歳未満であること	
回数制限	
初めての治療開始時点の女性の年齢	回数の上限（胚移植）
40歳未満	通算6回まで（1子ごとに）
40歳以上43歳未満	通算3回まで（1子ごとに）

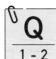

体外受精を決心するタイミングを教えてください.

　体外受精をいつから始めたらよいのか，その適応は，不妊期間，カップルの年齢，不妊原因，そしてそれまで何年間どんな不妊治療を受けてきたかなどにより決められることが多いです．ただし，20〜30歳代前半の女性に比べ，30歳代後半の女性では，早く決断する必要があります．妊孕性が急速に低下しますし，妊娠に続いて，出産，育児があるからです．

　不妊の原因別に考えると，重度の男性不妊に対して薬物療法や人工授精を繰り返し行ってもほとんど妊娠は期待できません．両側の卵管が閉鎖している場合や，癒着が広範囲に及んでいる場合も同様です．子宮内膜症の場合は，薬物療法で子宮内膜症の進行を一時的に抑えたり，病巣を退縮させたりしても，その後の妊娠率は決して満足すべきものではありません．一方，患者さんの年齢が35歳以下と若く，抗ミュラー管ホルモン（AMH）で測られた卵巣予備能も十分な軽症の子宮内膜症では，腹腔鏡下手術後に自然妊娠率が高まることはよく知られています．ただ，手術後は目安として1年を上限に排卵誘発や人工授精などの積極的一般不妊治療を行っても妊娠に至らない場合は，子宮内膜症が再発する場合もあり，また，子宮内膜症の進行例では，腹腔鏡下手術後に多くの卵子が失われることは明らかですから，体外受精の適応を考える時期がやってきます．

　体外受精は保険が適応されることになり，以前よりは若いカップルにも選択しやすい治療法になりましたが，精神的，肉体的，時間的な問題など，まだ避けては通ることのできない問題があり，体外受精を受けることに躊躇する方も少なくありません．もちろん，生殖医療はカップルの自己決定権に基づいて行われるものです．十分にカウンセリングを受け，納得して決めてください．

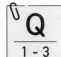

体外受精は1年間に何回受けられますか？

　通常の調節卵巣刺激で採卵が行われたときは，多数の卵胞が発育し，採卵後は多くの黄体が形成されますが，月経が来ると大きな黄体も徐々に縮小します．多くの場合，複数の凍結胚が得られ，採卵の次の周期では凍結融解胚移植ができるため，何度も卵巣刺激を行う必要はありません．良好胚が多く凍結できると1回の採卵で複数回の凍結融解胚移植ができるので，兄弟・姉妹までの妊娠，分娩に成功している人もいます．1度で妊娠できなくても，凍結融解胚移植であれば，体にストレスはあまりかからないので妊娠するまで毎月でも行うこともできます．

　しかし，胚移植が失敗に終わって凍結胚がなくなってしまったときは，再度採卵を考慮することになります．月経が来たときに次の卵胞発育の妨げになるような卵巣の腫れや黄体の残存がなければ，卵巣刺激を開始することができます．

　自然周期や低刺激法を選択している人の場合，卵巣への影響は軽微であることから，毎月でも採卵は可能です．卵巣予備能が低く，40歳以上の高齢で良好胚が得られないと，個数を補うために何度も採卵を受けざるを得ない場合もありますが，採卵は特に身体的，時間的にも大変なストレスになりますので，ペースについては主治医とよく話し合ってください．ただし，35歳以上の女性の場合，1回失敗しても治療をあまり長期間休むのはよくありません．年齢とともに妊孕性はどんどん落ちていくからです．妊娠はゴールではなく，スタートです．治療に先立ってプランを立て，持続可能な不妊治療を受けるようにしましょう．

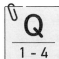

体外受精は何歳まで続けられますか？

　身体的には，卵巣の機能がいつまで残っているかによって決まります．また，社会的・経済的な要因も影響すると思います．卵子の数は，胎児の頃には700万個くらい存在していたのが，出生時には200万個くらいになり，思春期には40万個くらいにまで減少するといわれます．40歳を超えると，個人差はありますが，多量の排卵誘発剤を投与し卵巣を刺激しても，わずか数個しか採卵できなくなる人もいます．採れた卵子にも加齢の影響が現れ，形態的に良質な胚を移植しても，着床率は若い人に比べて悪く，健康な赤ちゃんを産む確率は低くなります．そして，50歳頃までには，卵巣には卵子はほとんど認められなくなり，閉経を迎えます．

　欧米では，40歳を過ぎて妊孕性が低下している女性には，卵子提供プログラムが用意されています（**図74**）．卵子に比べて子宮の妊孕性は，年齢の影響が比較的少ないからです．ギネスブックによると，2005年にルーマニアの66歳の元大学

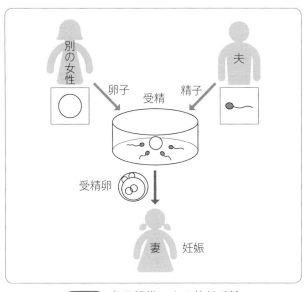

図74 卵子提供による体外受精

教授の女性が，提供された精子と卵子で妊娠し，帝王切開術で 1,400 g の赤ちゃんを出産して，世界最高齢出産の記録とされました．その後，2006 年にスペインの女性が提供された精子と卵子で妊娠し，66 歳 358 日で双子の男の子を帝王切開術で出産し，世界最高齢出産の記録が 130 日更新されました．しかし，その 2 年半後に彼女はがんで他界し，子どもたちは孤児となってしまいました．

わが国では，2011 年 1 月 6 日に，野田聖子代議士が海外で卵子の提供を受け，50 歳を迎えて帝王切開により男子を出産したことが大きな話題を呼びました．ただし日本では，日本産科婦人科学会の会告により，一部の例外を除いて，卵子の提供による体外受精は現実のものとはなっていません．

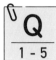

女性の年齢が高いと妊娠しにくくなるのですか？

女性の卵巣には卵子のもとになる原始卵胞があります．これは胎児期から卵巣にあり，自然に数を減らしていき，新たに作られることはありません．思春期になり，視床下部や下垂体から出るホルモンによって卵巣が刺激されると原始卵胞は発育を再開し，排卵が始まります．排卵するまで原始卵胞は眠っていますが，40 歳の女性から排卵した卵子は 40 年前の古い卵子です．卵子の老化で染色体異常の確率が増え，妊娠率は年齢とともに下がり，流産率は反対に上がっていきます．残念ですが，人間も動物である以上，卵子を若返らせることはできません．

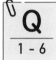

女性にとって妊娠，出産に適した年齢は何歳くらいですか？

人間の生物としての妊孕性を考えると，初経後に月経が安定し，2 次成長が起こり，体が成熟した 10 歳代後半から 20 歳代前半が最も妊娠，出産に適しているといえます．1980 年代後半までは「女の子はクリスマスケーキ」とよくいわれました．24 歳までに結婚しないと 25 歳では売れ残り，結婚にも出産にも苦労するよ，という脅しのような言い伝えでした．

女性の社会進出が進んだ現在，妊娠に適した年齢はキャリア形成期であり，晩産化が進みましたが，1991 年まで出産にリスクが高まるとされる高齢初産は 30 歳でした．健診や医学の進歩で現在の高齢初産は 35 歳と定義されていますが，加齢とともに産道は硬くなり難産になったり，年齢とともに罹患率が増える子宮筋腫や子宮腺筋症の合併で分娩時出血が増加するばかりでなく，妊娠高血圧，妊娠糖尿病の合併など，あらゆる産科的なリスクが上昇します．理想を言えば，第一子はできれば 35 歳までに出産したいものですが，それには若い女性が安心して妊娠，出産ができる社会環境の実現が必要です．

2 | 胚移植について

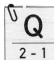

凍結融解胚移植はどのようなときに行うのですか？

　採卵後，受精した初期胚または胚盤胞を凍結し，次の周期以降に胚移植することを凍結融解胚移植といいます．以前は，新鮮胚移植後に余剰胚があった場合や，採卵数が多く，卵巣腫大や腹水貯留などが起こる卵巣過剰刺激症候群の発症が予測されるときに，新鮮胚移植を行えば，妊娠が成立するとさらに重症化するため，これを予防するために行われてきました．

　凍結融解により胚がダメージを受け，胚移植ができなくなることもありますが，近年はガラス化凍結法が広く行われるようになり，凍結融解胚移植の成績は向上してきました．

　現在，凍結融解胚移植は新鮮胚移植に比べ妊娠率が高くなってきたため，合併症予防のためではなく，多くの胚移植が凍結融解胚移植になっています．

　日本産科婦人科学会のARTデータブックによると，2020年に生殖補助医療で生まれた60,381人のうち55,503人（91.9%）が凍結融解胚移植妊娠でした．

　一方，日本の生殖補助医療登録施設を対象に新鮮胚移植と比較した調査研究によると，凍結融解胚移植では早産，2,500g以下の低出生体重児の割合が低かったものの，妊娠高血圧，産後出血，癒着胎盤の母体リスクが上昇していたと報告され[71]，海外の論文[72]でも同様の報告がなされています（p.81を参照）．

　また，凍結融解胚移植の中でも自然周期に比べ，ホルモン補充療法おける妊娠が癒着胎盤のリスク因子であるとする報告もあります[73]．リスクを過度に心配する必要はありませんが，胚移植方法に関しても主治医としっかり相談しましょう（p.81を参照）．

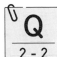

自然周期で胚移植する方法とホルモン補充周期で胚移植する方法があると聞きましたが，それぞれの長所や短所は何ですか？

　月経周期が整調で，排卵が規則正しく起きる女性は自然周期で胚移植することが可能で，その費用もホルモン補充周期に移植するのに比べて安価です．一方，月経周期が乱れやすく排卵日が正確に特定できない女性の場合は，移植日を決めるためにたびたび通院して，超音波検査やホルモン検査を行う必要があります．

　その欠点を補うのがホルモン補充周期での移植法です．これは計画的に卵胞ホルモンと黄体ホルモンを投与して内膜を着床しやすい状態に調整してから移植するもので，胚移植の日を希望する日に決めることができて，通院日数も少なくてすみます．ただ，妊娠に成功したときは妊娠8〜9週に胎盤が形成されて，胎盤か

ら卵胞ホルモンと黄体ホルモンが産生されてくるため，その週数まではホルモン補充を続けなければならないことで費用がかさみます．

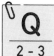

Q 2-3 受精卵（胚）の凍結保存は実際どのように行われていますか？長期保存しても問題はないのでしょうか？

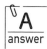

A answer　受精卵（胚）の凍結保存とは，体外受精・顕微授精で得られた良好胚を凍結して胚移植するまでの間，−196℃の液体窒素タンク内に保存しておく方法です．

かつて受精卵の凍結は，採卵後，多数の良好受精卵が得られたとき，複数の胚を移植して多胎妊娠が発生してしまうことを防止するために余剰胚の凍結として実施され始めました．

受精卵を凍結するにあたっては，細胞内構造を壊さないために，以前はプログラムフリーザーという高価な装置を使用し，時間をかけて受精卵を冷却するという処理を行っていました．その後，受精卵の細胞内の水分を氷晶化させずに凍結保護剤を透過させることで脱水し，急速に液体と固体の中間状態であるガラス化状態にして−196℃の液体窒素タンクに保存するという現在広く行われている方法が普及し，凍結融解後胚の生存率も胚移植後の妊娠率も上昇しました．液体窒素の−196℃という超低温下ではあらゆる化学変化が起こらず，液体窒素がなくならなければ永遠に細胞は変化せずに保存できます．しかし，凍結し，また融解するという負荷を加えることにより，5〜10％の確率で受精卵が変性し，胚移植できない状態になることもありますし，天災や火災などで受精卵を維持できなくなることもないとはいえません．

受精卵の凍結期間は1年が目安ですが，妊娠し，兄弟姉妹をつくるために凍結期限を手続きにより延長することも可能です．そして，どの医療施設においても女性が閉経するまでの生殖年齢範囲が保存期間のリミットであり，手続きがないときは前もって取り交わされた同意書にのっとり廃棄されます．受精卵はカップル2人の同意があって初めて凍結融解胚移植されます．どちらかが亡くなるか，離婚したときもその受精卵を用いることはできません．

3 ｜ 不妊治療・体外受精における問題点について

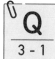

Q 3-1 不妊治療中なのですが，セックスレスになってしまいました．どうしたらよいでしょうか？

A answer　最近，セックスレスのカップルが増えています．排卵期に忙しすぎて，性交渉をタイミングよくもとうとするとプレッシャーがかかったり，不妊治療のための性交渉には抵抗感をもったりするカップルも多いようです．今はネットで，清潔

に精液を採取する容器と細い注射器様のシリンジがセットになっているキットを簡単に入手でき，排卵期に自宅でマスターベーションして採取した精液を腟内へ自分たちで注入する方法を試すカップルも少なくありません．うまくいかなければ人工授精をすることもよいと思いますが，できれば自然の性交渉もできるように，専門医でセックスカウンセリングを受けることも並行してすすめます．何よりお互いパートナーへの思いやりと協力を忘れないことが大切です．

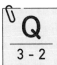

体外受精と卵巣がん，乳がんの発生とに関係はありますか？

　体外受精で排卵誘発剤を投与し，繰り返し非生理的レベルのホルモンにさらされていると，卵巣がんの発生リスクが高まることはないのかと心配されてきました．この問題についての関心は深く，世界各国で疫学的な調査が行われており，現在までの多くの調査では，卵巣がんが特に増加することはないとされています．

　一方，体外受精で妊娠・出産した女性について乳がん，子宮頸部上皮内がんの発生率を追跡調査した報告では，いずれも発現リスクはむしろ低下するとしています[121, 122]．

　しかし，この問題について結論を出すには，もっと多くのデータで長い年月をかけて調査することが必要でしょう．

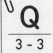

不妊治療をやめるのはどのようなときですか？

　体外受精を繰り返してもうまくいかなくて，治療をやめてしまうカップルは少なくありません．よい結果が出ず，病院通いしているうちに精神的にも肉体的にも次第に限界に近づき，経済的負担も大きくなってやめてしまうのです．しかし一方では，心の片隅にこれまで続けてきた努力を思い起こすとまだあきらめきれず，いっそ医師から「もうおやめなさい」と言ってもらえれば決断できて，楽になるだろうにと思いつつ治療を続けている人もいます（ ▶ 参考 ）．

参考

不妊治療を終わりにするときの動機

　不妊治療を終わりにしようと決断した理由やタイミングとして，次のようなものが多く報告されています．いずれにしても，よい結果が出ずにやめることは大変つらいことと思います．
・閉経近くになり，ほとんど卵子を得ることができなくなった
・経済的にもう限界にきた
・精神的，肉体的に治療を続ける気力を失った
・あらかじめ，ある一定の治療回数あるいは年齢を決めておき，そのときが来れば終わりにする
など

逆に医師の立場としては，それまで熱心に通っている人に「もうあなたは，妊娠は難しいですよ」と言えるものでしょうか．たとえ少しでも可能性が残っていれば，あきらめないように励ますことでしょう．ただ，希望をもたせて治療をいたずらに長引かせて挙句の果てに赤ちゃんに恵まれなかったとしたら，そのカップルの人生の大切な時期を病院通いに終始させてしまったことを後悔するかもしれませんし，ほとんど治療効果が期待できないような場合に治療を行うことは，医師としての倫理観を問われることになります．

不妊治療の難しい点は，いろいろ努力してもうまくいかないとき，どのようなアドバイスをカップルに送れるかだと思います．おそらく多くのカップルの中で，それぞれ置かれた社会的環境，経済状態，人生観などが同じケースはほとんどないと思います．

医学的に「もう妊娠は難しいですよ」と言わざるを得ないのは，閉経後の女性のように月経がなくなり，超音波検査でも卵胞がみられず，たとえ卵巣を刺激しても卵胞の発育がまったく期待できなくなってしまったときです．このような場合はご自身の卵子で健康な赤ちゃんに恵まれる確率はほとんどなくなっています．そして，卵子の提供を受けて体外受精を行うプログラムしか妊娠の可能性は残っていません．しかし，先に述べたようにわが国では，胚，卵子，精子の提供による体外受精は，日本産科婦人科学会の会告によって一部の例外を除いて行われていないため，赤ちゃんを産むことをあきらめざるを得なくなります．

40歳代に入ったとき，閉経の時期や，今後の妊娠の可能性を予測することができれば，これからの治療をどのように進めるか，あるいは中止するかを判断する上で大きな助けとなるでしょう．

ソワーズらは，生殖期後期から閉経に至る時期に抗ミュラー管ホルモン，インヒビンβなどを測定して，閉経までに自分自身に残された時間（卵巣の予備能）がどのくらいなのかという情報を多くの女性に伝えることができれば，今後の治療計画，ライフプランを立てやすくなるとしています[123]．

第 15 章

体外受精の社会的問題と未来への展望

1 卵子・精子・胚提供による体外受精

　高齢となり，卵巣刺激を行っても卵子が採れなかったり，卵巣に腫瘍ができて摘出手術を受けていたり，ターナー症候群のように早期に卵巣機能が低下する女性，あるいは40歳未満で卵巣の機能が失われる早発卵巣不全の女性の場合などは，妊娠をあきらめざるを得なくなります．このような場合，妻以外の女性から卵子の提供を受け，夫の精子と体外受精を行い，出産したとの報告は，欧米だけでなくわが国でもみられるようになりました．

　1998年，長野県のあるクリニックで，夫婦への不妊治療で妻の妹に提供してもらった卵子を夫の精子と体外受精させ，受精卵を妻の子宮に移植し双子が生まれたこと，また，精子提供による体外受精を2人に行ったことが報道されました．こうした事態を受けて厚生省（現・厚生労働省）は厚生科学審議会の中に生殖補助医療部会を設けて，第三者の配偶子（精子と卵子）の提供を受けて行われる生殖補助医療（体外受精，顕微授精など），代理出産などについて検討を開始しました．2003年には不妊の場合に限り，精子と卵子の提供を容認するという報告書を出しています．

　野田聖子代議士は，2011年に渡米し卵子提供を受け，夫の精子と体外受精させた後，自分の子宮に移植してもらい出産しました．子どもは遺伝的につながりはないものの実子として受理されています．

　この卵子提供による生殖補助医療については，この生殖補助医療部会は，金銭などの授受は禁止してはいるものの，匿名の第三者からの卵子の提供については許容し，姉妹，従姉妹などについては，当分の間認めないとしています．ただ現実には，わが国では一部の施設で行われているだけで，卵子提供の場合，提供者に身体的・精神的負担がかかることや金銭など対価の授受が禁止されていることで，匿名の第三者が果たして現実に存在するのだろうかと疑問視されています．長野県で行われた上記の卵子提供による妊娠・出産の場合は，遺伝学上の母親が身近に存在することで，子どもが成長してから家族関係が複雑になり，カウンセリング体制が整っていないわが国において，果たして家族に幸せをもたらすであろうかと危惧されています．さらにこのクリニックは2014年8月，夫が無精子

症のため，父親が精子を提供し，夫婦に子どもが授かった例を発表しました．

　一般に卵子の提供者は，排卵誘発剤の投与と採卵のための麻酔や手術を受ける必要があります．また，卵巣過剰刺激症候群の合併などのリスクもあり，精子提供の場合に比べ，容易ではありません．当然，善意の第三者による提供は少なく，高額のビジネス化をもたらすことが危惧されています．また，生まれてきた子どもの法的地位や親子関係，提供者の匿名性の確保などについて，さまざまな倫理的問題が発生することとなります．

　わが国では，第三者からの提供精子を用いた人工授精（AID）は禁止されておらず，これまでに目立った議論がないまま実施されて60年経過し，5,000人以上の赤ちゃんが生まれています．しかし，現行の民法はこうした新しい親子関係を想定しておらず，自分のルーツやアイデンティティについて悩み，さまざまなトラブルになる事例が最近増えてきました．

　その事例として，性同一性障害のため女性から男性に性別を変更した夫とその妻が第三者から精子提供を受けて人工授精をして生まれた子どもについて，戸籍上の父親をその男性と認めるよう申し立てをしました．最高裁は2013年12月に「妻が婚姻中に懐胎した子は，夫の子と推定する」との民法の規定により，法律上の父子関係を認めると判断しました．

　なお，第三者からの精子や卵子の提供における体外受精・胚移植は，2014年6月に改定された日本産科婦人科学会の「体外受精・胚移植に関する見解」が，生殖補助医療の適応を夫婦に限定していることを尊重し，体外受精・胚移植における第三者配偶子の使用は施行しないこととして各施設により自主規制されています．

❷ 代理出産

　代理出産は，依頼する夫婦と生まれてくる子どもに加えて，出産する第三者が存在することとなり，多くの法的・倫理的問題を含んでいます．

　子どもの遺伝上の父母は，依頼した夫婦ですが，産みの母は第三者であり，現行の民法では，出産した第三者が母となります．最終的には第三者の実子として届け出たのち，依頼した夫婦と養子縁組することになります（**図75**）．代理出産は，2001年5月，前述の長野県のクリニックで，姉妹間で実施されたと報道され，大きな反響を呼びました．

　同じような事例として2004年1月には，アメリカ人女性に代理出産を依頼して生まれた双子の男子について，元プロレスラーの高田延彦さんとタレントの向井亜紀さん夫婦の話が報道されました．ネバダ州裁判所が発行した向井亜紀さんの出産証明書を2007年3月，東京高裁の審議を経て，最終的に最高裁が「出産した女性が母親」とする民法の規定に基づき不受理と決定したため，特別養子縁組という形で申請したとのことです．

　2008年には，日本人夫婦がインドで代理出産を依頼して子どもをもうけたと報道されました．しかし，この事例は，夫婦の離婚により国籍のない子どもとなり，一時，日本に入国できない不幸な結果となりました．また，2013年12月，タイに住む代理母が男女の双子を出産し，男児がダウン症と診断されました．依頼したオーストラリアの夫婦は健常

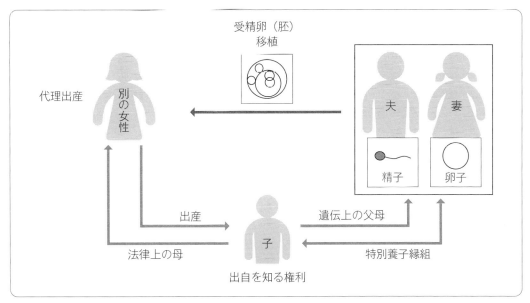

受精卵（胚）
移植

代理出産

別の女性

夫

妻

精子

卵子

出産

遺伝上の父母

法律上の母

子

特別養子縁組

出自を知る権利

図75　代理出産と法的・倫理的問題

な女児だけを引き取って帰国して，オーストラリアでは非難が高まりました．このように障害のある子どもが生まれた場合に依頼者が引き取りを拒否することがあり，代理出産の大きな問題点となっています．

　最も大切なのは，子どもを出産した母親と遺伝上の両親との間の社会的・法的地位の安定的取り決めがなされることです．新しい命が両親の自己決定権の行使によって誕生したとしても，子どもの立場からみると，将来，自分の出自を知る権利が行使できるのでしょうか．

　生殖補助医療は，単に家族内での次世代への生命の継承にとどまらず，人類全体としての種の保存と維持に重大な影響をもたらすことを考えると，その適応にあたって慎重に行う必要があると思います（▶ **参考**）．

参考 ✍

日本における代理出産に関する議論

　わが国での代理出産は，日本産科婦人科学会の会告，「代理懐胎に関する見解」（2003 年 4 月），厚生科学審議会生殖補助医療部会報告（2003 年）においても認められていません．

　ただ，前述の夫婦，長野県のクリニックでの事例のように海外，国内で代理出産が行われてきたのも事実で，2006 年 12 月に日本学術会議より依頼を受け「生殖補助医療の在り方検討委員会」が発足し，この問題について討議が行われました．2008 年 4 月には報告書がまとめられ，代理母となる女性が被る身体的・精神的負担，生まれてくる子どもへの影響を考え，「新たな立法が必要と考えられ，それに基づいて当面，代理懐胎は原則禁止とすることが望ましい」とされています．

3　子宮移植による出産

　2014年9月，閉経した知人の61歳の女性から子宮移植を受け，自身の卵子と夫の精子を体外受精させ子宮に移植してもらった36歳のスウェーデン人の女性が，帝王切開により1,775 gの男児を出産したとの発表があり，世界初の子宮移植による出産例となりました．また，2021年3月時点で，世界で85例の子宮移植が実施され，70例が妊娠，40人が出産したと報告されています．

　わが国でも，2014年3月に日本子宮移植研究会が発足し，子宮移植実施のための指針作りに向けて活動中ですが，子宮移植は解決しなければならない幾多の倫理的問題と提供者に与える医学的リスクを抱えており，今後その動向を注視していく必要があります[124]．

B　体外受精の経済学

　2022年4月，診療報酬の改定により，待ち望まれていた不妊治療の保険適用が拡大されました．子どもをもちたいという方々が安心して有効で安全な不妊治療を受けられるようにするため，2020年5月にまず少子化社会対策大綱が閣議決定されてから，驚くようなスピードで適用とされる治療や薬剤が検討され，一般不妊治療ではタイミング法と人工授精が，生殖補助医療では体外受精，顕微授精，男性不妊の手術までが保険適用となりました．

　制度は複雑で，保険診療として認められる治療を選択しなければならないため，患者さんの特性に合わせるような治療の変更や追加をすることはできなくなりました．いわゆる混合診療はできないため，国が保険診療としては認めない先進的な医療技術などについては，先進医療として保険外診療の併用が認められた治療もあります．しかし，現在，先進医療として認められていない治療を行った場合は一切の保険診療はできず，保険でできる治療もすべて自費診療で行わなければなりません．また，生殖補助医療を保険診療で行うには年齢制限と回数制限があります（p.135の**表35**を参照）．

　保険点数で定められた3割の負担で治療を受けることができるとはいえ，高額になることもありますが，高額療養費制度なども利用し，早く妊娠，出産できるように自分に合った治療を選択していきたいものです（▶ **参考**）．

　また，不妊治療の保険適用に伴い，国の助成制度は令和3年度をもって終了しましたが，市区町村・企業などで独自に不妊治療費の助成事業を実施している場合があります．詳しくは，お住まいの自治体・勤め先の企業にお問い合わせください．

| 参 考 |

高額療養費制度について

　　高額療養費制度とは，医療機関や薬局の窓口で支払った額が，ひと月（月の初めから終わりまで）で上限額を超えた場合に，その超えた金額を支給する制度です．

　　上限額は，年齢や所得に応じて定められており，いくつかの条件を満たすことにより，負担をさらに軽減する仕組みも設けられています．

　　高額療養費についてのお問い合わせ先は，どの医療保険制度に加入しているかで変わります．まずは，お持ちの被保険者証で，保険者の名前を確認し，問い合わせてみましょう．

1　体外受精の費用

　体外受精の費用は，卵巣刺激に必要な排卵誘発剤，超音波検査，ホルモン測定，採卵，卵子および精子の調整と培養，胚移植，黄体期の管理，胚の凍結と保存などにかかる費用が主なものとなっています（**表36**，p.165 の「不妊治療費一覧」を参照）．

　保険適用された場合の生殖補助医療の費用の例を，以下に示します．

【例1】 低卵巣刺激周期（採卵 2 個，新鮮胚移植の場合）　約 80,000 円

　生殖補助医療管理料 900 円＋刺激（薬剤，超音波，ホルモン検査）約 8,000 円＋採卵 2個 20,400 円＋媒精 12,600 円＋培養 1 個 13,500 円＋新鮮胚移植 22,500 円

【例2】 調節卵巣刺激周期（採卵 6 個，新鮮胚移植，余剰胚凍結 2 個の場合）　約 140,000 円

　生殖補助医療管理料 900 円＋刺激（薬剤，超音波，ホルモン検査）約 20,000 円＋採卵 6個 26,100 円＋顕微授精 4 個 20,400 円＋培養 4 個 18,000 円＋新鮮胚移植 22,500 円＋胚盤胞2 個 6,000 円＋凍結 2 個 21,000 円

【例3】 調節卵巣刺激周期（採卵 12 個，全胚凍結，余剰胚凍結 8 個の場合）　約 160,000 円

　生殖補助医療管理料 900 円＋刺激（薬剤，超音波，ホルモン検査）約 20,000 円＋採卵12 個 31,200 円＋スプリット法（媒精＋顕微授精 6 個）36,300 円＋培養 10 個 31,500 円＋胚盤胞 6 個 7,500 円＋凍結 8 個 30,600 円

【例4】 凍結融解胚移植周期　約 50,000 円

　生殖補助医療管理料 900 円＋その他（薬剤，超音波，ホルモン検査）約 8,000 円＋凍結融解胚移植 36,000 円＋（AH 実施）3,000 円

　自費で体外受精を行った場合は，それぞれの施設で治療費が独自に設定されているため，施設間で費用に大きな差があり，高額になることもあります．

　また，アメリカでは，体外受精を受ける費用も 1 回 10,000～15,000 ドル，これに顕微授精を行えば 1,000～1,500 ドル追加されることになります．

表 36　体外受精の費用の詳細

- ・卵巣刺激に要する排卵誘発剤（FSH/hMG 剤，クロミッド®，フェマーラ®）
- ・GnRH のアゴニスト（作動薬）とアンタゴニスト（拮抗薬）
  - ・アゴニスト：ブセレリン（スプレキュア®），ナファレリン（ナサニール®），リュープロレリン（リュープリン®）
  - ・アンタゴニスト：セトロレリクス（セトロタイド®），ガニレリクス（ガニレスト®）
- ・超音波による卵胞，子宮内膜の測定
- ・卵胞ホルモン（エストロゲン）・黄体ホルモン（プロゲステロン）・LH・FSH の測定
- ・卵胞成熟および黄体化（hCG，オビドレル®，スプレキュア®）
- ・採卵の費用
- ・採卵時の麻酔の費用と採卵前の心電図，血液検査，生化学検査，血液凝固能検査
- ・精子の調整：体外受精，顕微授精，スプリット法*のいずれか（＋卵子活性化処理）
- ・胚培養にかかる費用（＋胚盤胞培養）
- ・胚凍結と保存
- ・新鮮胚移植および凍結融解胚移植（＋アシスティッドハッチング，高濃度ヒアルロン酸含有培養液）
- ・黄体期の管理（黄体ホルモン・hCG の投与，ホルモンの測定）
- ・卵巣過剰刺激症候群の管理：超音波検査，発症予防（カバサール®，フェマーラ®）
- ・その他（＋先進医療**，**表 37**）

＊：複数個採取できた卵子を分けて，体外受精と顕微授精をそれぞれ実施する手法．
＊＊：将来的な保険導入のための評価を行うものとして，いまだ保険診療の対象に至らない先進的な医療技術などと保険診療との併用を認めたもの．　　　　　　（p.165 の「不妊治療費一覧」を参照）

表 37　先進医療費用一覧

先進医療	費　用
PICSI	20,000〜30,000 円
IMSI	10,000〜20,000 円
タイムラプス	20,000〜30,000 円
二段階胚移植法	新鮮胚移植の場合 75,000 円 凍結融解胚移植の場合 120,000 円
SEET 法	10,000〜40,000 円
子宮内膜スクラッチ	5,000〜30,000 円
子宮内膜受容能検査（ERA）	100,000〜150,000 円
子宮内細菌叢検査（EMMA/ALICE）	55,000〜75,000 円

（2022 年 4 月現在，各施設の HP より抜粋して作成）

2　不妊専門相談センターの設置

　現在，厚生労働省は地域に不妊相談所，カウンセラー制度などを設けて活動を行っています．「不妊専門相談センター」については，2019 年度までにすべての都道府県・指定都市・中核市（99 自治体）に整備することが目標とされていました．しかし，2022 年 8 月現在，まだ全国 83 か所に設置されるにとどまっています．

　また，多くの施設では，説明会や個別指導により，体外受精の具体的な内容と予想される妊娠率，妊娠成立後の流産や胎児先天異常の発生の可能性，体外受精その他の治療費などについて，医師あるいはカウンセラーによる説明が行われています．体外受精を十分に理解し，カップルの自発的意思に基づいて体外受精を受けることが大切です．

3　不妊治療に対する企業の取り組みについて

　厚生労働省は，企業における不妊治療と仕事との両立を支援する取り組みも推進しています．不妊治療と仕事との両立がしやすい環境整備に取り組む企業を認定する「くるみん」などの認定制度や，取り組みを広く周知するツールとして企業向けの指針やマニュアル，ハンドブックなどが厚生労働省のホームページに掲載されています．

　また，厚生労働省において作成された，不妊治療を受ける労働者の方が主治医などから診療に基づき治療や検査に必要な配慮事項について，企業の人事労務担当者に的確に伝達するための「不妊治療連絡カード」の活用もすすめています．

C　体外受精の未来への展望

1　老化卵子に対する若返り法はあるのか

　先に述べたように，35 歳を過ぎる頃から，女性の妊孕性は急速に低下し，体外受精，顕微授精を行っても，その成績は必ずしも満足すべきものではありません．加齢とともに，卵子の数と質的低下が進むからです．

　卵子の質的若返りを図る手段として，高齢女性の卵子の細胞質を，若年女性のそれと一部置換する試みなどが行われています．1997 年，コーエンらのグループは，卵子の細胞質の移植により，世界最初の出産例を報告しました[125]．しかし，細胞質には，ミトコンドリアなど細胞小器官が存在し，独自のミトコンドリア DNA を保有しており，細胞質の置換によって，第三者のミトコンドリア DNA が混入し，遺伝子の単一性が失われることが危惧されています．アメリカをはじめ世界の国々で，卵子への細胞質の移植が現在行われていないのは，このためなのです．

　しかし，心臓や骨格筋などに異常をきたす遺伝性疾患のミトコンドリア病を防ぐ目的で，ミトコンドリアに異常がある受精卵から核だけを取り出し，正常な卵子に移植する方法について，イギリス政府が実用化に向けた法案を 2015 年 2 月に可決しました．ただこの方法は，3 人の遺伝子を使った体外受精となり，また，卵子の破壊を伴うことから，倫理的な問題を提起することとなります（**図 76**）．日本でも，東北大学の立花が，同じくミトコンドリア病の克服のために成熟卵（M Ⅱ期）の紡錘体をドナーの卵子に移植する「成熟卵紡錘体置換法（MST）」を報告しました．今後，老化した卵子の細胞質の機能低下を

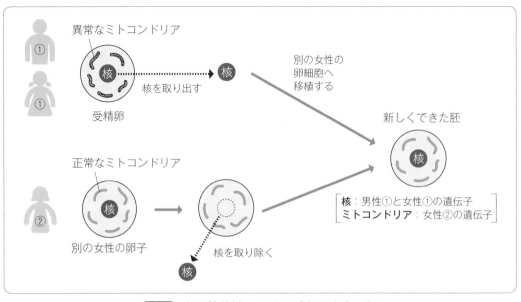

異常なミトコンドリア

①

①

核を取り出す

受精卵

別の女性の
卵細胞へ
移植する

正常なミトコンドリア

②

別の女性の卵子

核を取り除く

新しくできた胚

核：男性①と女性①の遺伝子
ミトコンドリア：女性②の遺伝子

図76 卵子核移植 — 3人の遺伝子をもつ胚

防ぐことができるか，成果が期待されます．

　また2020年のノーベル化学賞を受賞した「クリスパー・キャス9」と呼ばれるゲノム編集技術が開発され，確実で安価なゲノム編集ができるようになりました．これにより体外受精の技術を応用し，最初から遺伝性疾患のリスクの少ない赤ちゃんを産もうという「デザイナーベビー」の実現も現実味を帯びてきました．

　病気の予防といえば聞こえはいいのですが，秀でた遺伝子を挿入して理想のスーパーベビーを作ることもできるわけで，優生思想にも通じる危険性があります．世界中で法整備やガイドライン策定の検討がされてはいるものの，ゲノム編集は倫理的な問題以外にも発育過程で起こる問題などわかっていない部分も多く，日本でももちろん禁止されています（図77）．

2　卵子の凍結保存

　がん治療や生殖医療が進歩している現在，がん・生殖医療はますます重要な局面を迎えています（p.152の ▶ **参考** ）．

　未婚の若年女性が悪性疾患（がん）に罹患した場合，化学療法や放射線療法を行う前に，卵巣組織や卵子自体を凍結保存しておく方法が行われるようになっていました．卵巣組織の凍結は赤ちゃんや子どもでも行えますが，症例は多くありません．卵子凍結は通常の胚凍結法の場合と同じように，卵巣刺激によって卵子を採取し，凍結保存しておく方法です．卵子凍結は従来あまりよい成績が得られませんでしたが，ガラス化凍結法が確立されたことに伴い，融解後の卵子の生存率が上昇し，がんサバイバーになったときの妊孕性

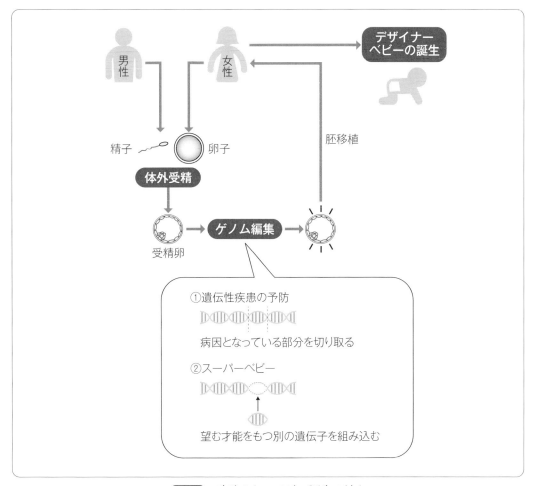

男性

女性

デザイナー
ベビーの誕生

精子　　卵子

胚移植

体外受精

受精卵　　→　ゲノム編集

①遺伝性疾患の予防

病因となっている部分を切り取る

②スーパーベビー

望む才能をもつ別の遺伝子を組み込む

図 77 **デザイナーベビー誕生の流れ**

温存対策として重要な選択肢になっています.

　2013 年 11 月, 日本生殖医学会は, がんの治療などで妊娠・出産ができなくなるという医学的適応がない場合でも, 卵子の凍結保存を容認する「未受精卵子および卵巣組織の凍結・保存に関するガイドライン」を発表しました. これにより若いときの妊孕性の高い卵子を保存し, パートナーが決まった時点で融解し, 顕微授精で受精させ, 胚移植することが可能になります. ただ, このような社会的適応の場合, 2018 年 3 月に出された「指針」で卵子を凍結できる対象は成人女性で 36 歳未満が望ましく, 生殖年齢を過ぎた場合は通知の上, 廃棄するとしています.

　このような中, 2015 年度から 3 年間, 千葉県浦安市は少子化対策として市民の卵子凍結を支援する全国初の政策を実施しました.

　しかし, 卵子凍結は治療目的ではないにもかかわらず, 卵巣刺激, 採卵というある程度のリスクを伴う医療行為を経なければならず, 通常の凍結融解胚移植に比べて妊娠率は低いとの報告が多いため, 今後, 臨床的な有効性や安全性を検討していく必要があります.

がん・生殖医療とは？

　がん治療が進歩し，以前はがんに罹患し成人を迎えることができなかった子どもや AYA（adolescent and young adult）世代の人たちは，がんサバイバーになって生きていける時代になってきました．

　彼らが妊娠を希望したときのために，妊孕性を温存しておくことを目的とした生殖医療のことを，がん・生殖医療といいます．命のため，何より優先されるのは化学療法や放射線療法などのがん治療ですが，それにより生殖細胞も機能が低下したり，廃絶したりする可能性が大きいのです．診断がついてから治療が始まるまでに時間があまりないことも多く，決断には多くの矛盾や葛藤が本人だけでなく家族にもあるでしょう．がん治療を行う腫瘍専門医と生殖医療専門医だけでなく，看護師，ソーシャルワーカー，心理士，胚培養士などが医療チームを作り，患者さんを支え，また，情報弱者にならないためのネットワークを形成することが必要です．

　2012 年 11 月，日本がん・生殖医療研究会（現在，日本がん・生殖医療学会：JSFP）が発足し，2013 年以降，地域においてがん・生殖医療ネットワークが少しずつ構築されています．

3　卵巣組織の凍結保存と移植 ─ 妊孕性温存の救世主となり得るか

　前述したように，悪性リンパ腫で化学療法・放射線療法により卵巣機能が廃絶し，不妊になった 32 歳の女性に，治療前に採取し，7 年間凍結保存していた卵巣組織の移植を行ったところ，排卵が起こり妊娠・出産した例がベルギーのルーバン大学で 2004 年に報告されています．

　国内でも，2022 年 11 月に，聖マリアンナ医科大学から 30〜40 代のがん患者さん 3 人が，同じようにがん治療前に凍結した卵巣組織を，治療後病状が落ち着いている時期に再移植し，自然妊娠や体外受精で妊娠・出産に至っていたことが初めて発表されました．

　がんに罹患しても，生殖細胞・組織の凍結保存技術を使って妊孕性の温存ができるようになり，これまでに多数の出産例の報告があります．

　卵巣組織の凍結は多量の卵母細胞の凍結が可能であり，卵巣刺激を必要としないため，ホルモン依存性がんであっても悪化しないこと，治療がすぐに始められること，思春期前でも実施できることなど多くの利点がある一方，白血病などの血液疾患では凍結前の卵巣組織にがん細胞が混入している可能性もあり，いろいろ解決されなければならない問題も指摘されています．血液のがんは小児から青年期において最も発生頻度が高いがんであるため，妊孕性温存治療については長期間にわたって経過観察が必要です．

　一方，40 歳未満に閉経が起こる早発卵巣不全（POI）女性に対して，残存卵胞の人為的活性化である卵胞活性化療法（IVA）とその関連技術（卵巣凍結法，卵巣刺激法）が河村によって開発されてきました（**図78**）[126]．残存卵胞が減少した女性では排卵を惹起し，妊娠を成立させることは極めて困難です．そこで，硬化萎縮した卵巣を腹腔鏡下に摘出し，その皮質 1〜2 mm^2 を組織培養して活性化を行います．培養した組織を再び腹腔鏡下に卵巣に移植し，卵巣刺激，採卵，胚移植を行うことで世界初の出産が報告されました．

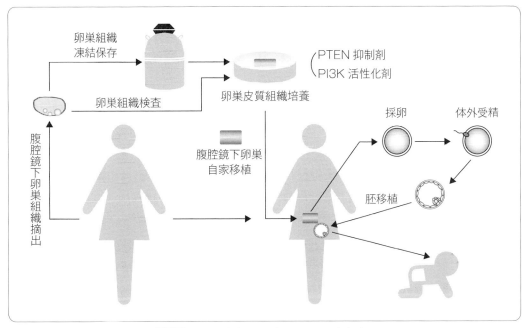

図78　POI 患者に対する IVA の臨床応用

（文献 126）より改変して転載）

本法は，POI 患者の新たな不妊治療として基礎的な研究を含めて今後，発展していくものと思われます．

4　再生医療の導入

　2006 年，わが国で人工多能性幹細胞（iPS 細胞）が京都大学の山中伸弥教授らのグループによって開発されました．これは体の組織から多能性をもつ細胞を誘導する技術で，初期胚由来の細胞から樹立される胚性幹細胞（ES 細胞）と異なり，移植による拒絶反応，あるいはヒトの胚を利用するという倫理的問題を回避することができます．現在，文部科学省告示「ヒト ES 細胞の樹立及び使用に関する指針」（2007 年）で，ES 細胞から精子や卵子などの生殖細胞を作製することは禁じられていますが，マウスでは ES 細胞から配偶子（精子と卵子）を分化させ，それを用いて胚が作り出されています．

　2015 年 7 月，京都大学の斎藤通紀教授らのグループは，ヒト iPS 細胞から精子や卵子のもとになる「始原生殖細胞」を効率よく作製することに成功したと発表しました．

　しかし，生殖補助医療に関する研究は，他の臓器の再生医療と異なり，その治療結果が個体にとどまらず，人類全体に継承されていくことから，社会的・文化的・倫理的規範によって制約される可能性があり，多くの議論がなされることが必要と思われます[127]．

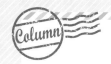

女性のライフプラン

　ライフプランについて考えてみましょう．特に女性は，女性ホルモンがライフサイクルによって劇的に変化することから，それぞれのステージで立ち向かわざるを得ない健康問題があります．

　思春期に月経が始まると，月経不順や月経痛により学校生活に支障をきたしている少女たちは多いですが，医療機関で相談してみようと思う人はまだまだ少ないです．月経不順は時に成人しても続き，いざ妊娠したいと思ったときには治療を必要とすることも少なくありません．また，月経痛を早くから経験している女性は子宮内膜症など，不妊症の原因となる疾患の発症率が高いこともわかってきています．

　月経痛に対してホルモン剤治療を行うことに対する抵抗感は，母娘ともに根強いものがありますが，社会の啓発活動により少しずつ受け入れられるようになっています．若い女性たちが，自ら月経困難症治療を求めて，産婦人科を受診する機会も増えてきたように感じます．いつから，どのような治療や経過観察をしていくかは，身体発育や年齢にもよりますが，症状があることに対する早期の医学的介入は"産みたいときに産める"女性の健康を維持するために大切なことです．

　いつかは妊娠して出産を，と漠然と思って歳を重ねてしまう現代女性が多いことは，不妊症が増えている先進国共通の問題です．

　本文中に社会的卵子凍結について記述しましたが，これは健康な独身女性が行っていることがほとんどです．「将来の妊娠の可能性を温存することを希望する女性のための計画的卵子凍結保存」ですが，イギリスでは実際にこれを行っている女性の年齢は，30代後半から40代はじめの人が多かったとの報告があります．出産に至る可能性を考慮すると，実際はもっと若いときの卵子凍結が求められることは言うまでもありません．その上，多くの女性は何年も凍結した卵子を迎えに行っていないようです．妊娠成立だけでなく，妊娠から出産に至る周産期の合併症や育児のことを考えると，妊娠を試みるにも年齢的なリミットがあることに目を背けないでほしいものです．

　出産可能年齢を過ぎると，今度は否が応でも女性ホルモンが急激に低下する更年期がやってきます．若い頃からの子宮内膜症などの健康問題だけでなく，自分が健康寿命を伸ばすための努力や医療の助けが必要になります．

　皆さんが健やかに限りある人生を歩んでいくために，不妊治療中も，卒業した後も，心ある産婦人科医は女性の人生に寄り添っています．ぜひ，パートナードクターをつくってください．

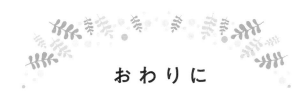

おわりに

　1978 年，体外受精によってルイーズ・ブラウンさんが誕生しました．彼女は先頃 44 歳の誕生日を迎えました．元気で健康な女性に成長され結婚し，2 人の男の子を出産しています．当時，ジャーナリズムは試験管ベビーの誕生，生殖革命と報道し，その医学の驚異的進歩を伝えるとともに，一方では，この技術がヒトの遺伝子組換えなど，人類改造の道を独り歩きするのではないかと警鐘を鳴らしました．しかし，人々は生命の尊厳を知り，倫理を守りながら，次々と新しい技術を発展させてきました．胚の凍結法の開発，顕微授精法の進歩により，多くの人々が体外受精を受け，今まで絶望的とされていた妊娠が成立し，全世界で 800 万人を超える新しい命が誕生しています．これからも一層の技術革新が行われ，不妊に悩む方々の期待に沿うことができるでしょう．

　本書は，一般の不妊治療ではなかなか赤ちゃんに恵まれないカップルのために，やがて次のステップとして検討してみる体外受精に重点をおいて執筆しました．折しも 2022 年 4 月，不妊治療の保険適用が拡大し，生殖補助医療として体外受精も健康保険で行えるようになりました．今まで躊躇していた方々にも一歩を踏み出すチャンスとなるでしょう．

　真摯に不妊治療について勉強され，もっと詳しい情報を望んでいる方々のために少し専門的な用語や文章，文献を入れることにしましたので，難しく感じられるかもしれません．しかし，順を追って読んでいただければ，体外受精について知りたい情報を理解できるかと思います．

　最近，不妊治療に携わる専門職種も細分化され，不妊症看護認定看護師，助産師，胚培養士，生殖医療コーディネーター，臨床心理士，遺伝カウンセラーなど，多くの医療従事者が活躍しています．その方々にも読んでいただければと思います．

　また，不妊治療の現状，特に加齢による妊孕性と生産分娩率の低下という厳しい事実をありのまま記載しました．赤ちゃんを授かるということは医学的に完全にはコントロールできません．しかし，そこには常に未来と希望があり，あきらめず挑戦してはじめて，希望の向こう側にある新しい生命の誕生と出会うことができるのです．

　2010 年に初版を出版してから 13 年がたち，今回の改訂版では伊藤知華子が共著者として加わり，これまでの内容を踏襲しつつ，その後の進歩について大幅に加筆・修正をしました．今回もいろいろとアドバイスをいただき，校正していただいた編集者の渋田百日紅さんに深謝いたします．また統計資料などの収集に協力してくれた看護師の川良恭子さん，原稿の取りまとめをし，タイムキーパーをしてくれた臨床検査技師の髙木佳奈さんに感謝いたします．

引用・参考文献 ∙∙∙

1) Steptoe PC, Edwards RG：Birth after the reimplantation of a human embryo. Lancet, 2：366, 1978.

2) Asch RH, et al.：Pregnancy after translaparoscopic gamete intrafallopian transfer（GIFT）. Lancet, 2：1034-1035, 1984.

3) Trounson AO, Mohn L：Human pregnancy following cryopreservation, thawing and transfer of an eight-cell embryo. Nature, 305：707-709, 1983.

4) Zeilmaker GH, et al.：Two pregnancies following transfer of intact frozenthawed embryos. Fertil Steril, 42：293-296, 1984.

5) Palermo G, et al.：Pregnancies after intracytoplasmic injection of single spermatozoon into an oocyte. Lancet, 340：17-18, 1992.

6) 堤　治：生殖医療のすべて. p.285, 丸善ライブラリー, 1999.

7) シーア・コルボーン：奪われし未来（our stolen future）. 翔泳社, 1997.

8) 厚生労働省：令和4（2022）年 人口動態統計.

9) 国立成育医療研究センタープレコンセプションケアセンター https://www.ncchd.go.jp/hospital/about/section/preconception/pcc_check-list.html

10) World Health Organization, Department of Reproductive Health and Research：WHO laboratory manual for the examination and processing of human semen. 6th ed, 2021.

11) Jose-Miller AB, et al.：Infertility. Am Fam Physician, 75：849-856, 2007.

12) Practice Committee of American Society for Reproductive Medicine：Diagnostic evaluation of the infertile male：a committee opinion. Fertil Steril, 98：294-301, 2012.

13) Göçmen A, Atak T：Diagnostic laparoscopy findings in unexplained infertility cases. Clin Exp Obstet Gynecol, 39：452-453, 2012.

14) Bonneau C, et al.：Use of laparoscopy in unexplained infertility. Eur J Obstet Gynecol Reprod Biol, 163：57-61, 2012.

15) Fritz M, et al.：Female infertility. In Fritz M, et al.（eds）：Clinical gynecologic endocrinology and infertility. 7th ed, Lippincott Williams & Wilkins, p.1013-1106, 2005.

16) Tanaka Y, et al.：Renaissance of surgical recanalization for proximal fallopian tubal occlusion：falloposcopic tuboplasty as a promising therapeutic option in tubal infertility. J Minim Invasive Gynecol, 18：651-659, 2011.

17) Yumura Y, et al.：Nationwide survey of urological specialists regarding male infertility：results from a 2015 questionnaire in Japan. Reprod Med Biol, 17：44-51, 2017.

18) 日本生殖医学会 編：生殖医療の必修知識. p.154, 日本生殖医学会, 2020.

19) Malić Vončina S, et al.：Sperm DNA fragmentation index and cumulative live birth rate in a cohort of 2,713 couples undergoing assisted reproduction treatment. Fertil Steril, 116：1483-1490, 2021.

20) 株式会社北里検査センター https://www.kitazato-biolab.com/sperm-chromatin-details

21) 日本産科婦人科学会：体外受精・胚移植に関する見解, 2014. 6.

22) 日本産科婦人科学会：ヒト胚および卵子の凍結保存と移植に関する見解, 2014. 6.

23) Ferraretti AP, et al.：ESHRE consensus on the definition of 'poor response' to ovarian stimulation for in vitro fertilization：the Bologna criteria. Hum Reprod, 26：1616-1624, 2011.

24) 苛原　稔, ほか：平成27〜28年度生殖・内分泌委員会 生殖医療リスクマネージメント小委員会報告（抗ミュラー管ホルモン［AMH］の測定に関する留意事項）. 日産婦誌, 69：1721, 2017.

25) Toner JP, Seifer DB：Why we may abandon basal follicle-stimulating hormone testing：a sea change in determining ovarian reserve using antimüllerian hormone. Fertil Steril, 99：1825-1830, 2013.

26) Shapiro BS, et al.：Comparison of human chorionic gonadotropin and gonadotropin-releasing hormone agonist for final oocyte maturation in oocyte donor cycles. Fertil Steril, 88：237-239, 2007.

27) 岩見菜々子, ほか：Dydrogesterone（Duphaston®）内服を用いた新しい調節卵巣刺激法. 日受精着床会誌, 35：47-54, 2018.

28) Yu S, et al.：New application of dydrogesterone as a part of a progestin-primed ovarian stimulation protocol for IVF：a randomized controlled trial including 516 first IVF/ICSI cycles. Hum Reprod, 33：229-237, 2018.

29) Nargund G, et al.：Mild stimulation for in vitro fertilization. Fertil Steril, 108：558-567, 2017.

30) Hansen KA：What is new in polycystic ovary syndrome? Best articles from the past year. Obstet Gynecol, 124：630-632, 2014.

31) Beck-Fruchter R, et al.：Empty follicle syndrome：successful treatment in a recurrent case and review of

the literature. Hum Reprod, 27：1357-1367, 2012.

32）杉本公平：がん・生殖医療における情報提供と意思決定の支援. 日産婦誌, 70：1297-1303, 2018.

33）Levine H, et al.：Temporal trends in sperm count：a systematic review and meta-regression analysis. Hum Reprod Update, 23：646-659, 2017.

34）岡田　弘：男を維持する「精子力」. ブックマン社, 2013.

35）Maglie MC, et al.：Chromosomal abnormalities in embryos. Mol Cell Endocrinol, 183：S29-S34, 2001.

36）柳田　薫：産婦人科医療における最近のトピック：難治性受精障害への対応. 日産婦誌, 56：N485-N488, 2004.

37）Cohen J, et al.：Implantation of embryos after partial opening of oocyte zona pellucida to facilitate sperm penetration. Lancet, 2：162, 1988.

38）Ng SC, et al.：Pregnancy after transfer of multiple sperm under the zona. Lancet, 2：790, 1988.

39）Gonzalez-Merino E, et al.：Aneuploidy study in sperm and preimplantation embryos from nonmosaic 47, XXY men. Fertil Steril, 88：600-606, 2007.

40）Miller N, et al.：Oocyte activation by calcium ionophore and congenitial birth defects：a retrospective cohort study. Fertil Steril, 106：590-596. e2, 2016.

41）Worrilow KC, et al.：Use of hyaluronan in the selection of sperm for intracytoplasmic sperm injection (ICSI)：significant improvement in clinical outcomes-multicenter, double-blinded and randomized controlled trial. Hum Reprod, 28：306-314, 2013.

42）Miller D, et al.：Physiological, hyaluronan-selected intracytoplasmic sperm injection for infertility treatment (HABSelect)：a parallel, two-group, randomised trial. Lancet, 393：416-422, 2019.

43）Belva F, et al.：Reproductive hormones of ICSI-conceived young adult men：the first results. Hum Reprod, 32：439-446, 2017.

44）Chen C, Kattera S：Rescue ICSI of oocytes that failed to extrude the second polar body 6h postinsemination in conventional IVF. Hum Reprod, 18：2118-2121, 2003.

45）日本生殖医学会 編：生殖医療の必修知識. p.147, 日本生殖医学会, 2020.

46）Hamberger L, et al.：Indications for intracytoplasmic sperm injection. Hum Reprod, 13 (suppl I)：128-133, 1998.

47）Veeck L：Cleaved human conception. In Atlas of the Human Oocyte and Early Conceptus (Lynn Brown C, ed). p.163-230, Williams and Wilkins, 1991.

48）Pellestor F, et al.：Maternal aging and chromosomal abnormalities：new data drawn from in vitro unfertilized human oocytes. Hum Genet, 112：195-203, 2003.

49）Goodman LR, et al.：Does the addition of time-lapse morphokinetics in the selection of embryos for transfer improve pregnancy rates? A randomized controlled trial. Fertil Steril, 105：275-285, 2016.

50）Park H, et al.：No benefit of culturing embryos in a closed system compared with a conventional incubator in terms of number of good quality embryos：results from an RCT. Hum Reprod, 30：268-275, 2015.

51）Huang B, et al.：An artificial intelligence model (euploid prediction algorithm) can predict embryo ploidy status based on time-lapse data. Reprod Biol Endocrinol, 19：185, 2021.

52）Montskó G, et al.：Noninvasive embryo viability assessment by quantitation of human haptoglobin alpha-1 fragment in the in vitro fertilization culture medium：an additional tool to increase success rate. Fertil Steril, 103：687-693, 2015.

53）Gardner DK, et al.：In vitro culture of human blastocysts. In Towards Reproductive Certainty：Infertility and Genetics Beyond. p.378-388, Parthenon Press, 1999.

54）Behr B, et al.：Blastocyst-ET and monozygotic twinning. Assist Reprod Genet, 17：349-351, 2000.

55）The Practice Committees of American Society for Reproductive Medicine and the society for Assisted Reproductive Technology：Blastocyst culture and transfer in clinical-assisted reproduction：a committee opinion. Fertil Steril, 99：667-672, 2013.

56）Goto S, et al.：Effectiveness of 2-step (consecutive) embryo transfer. Comparison with cleavagestage transfer. J Reprod Med, 48：370-374, 2003.

57）Goto S, et al.：Stimulating of endometrium embryo transfer can improve implantation and pregnancy rates for patients undergoing assisted reproductive technology for first time with a high grade blastocyst. Fertil Steril, 92：1264-1268, 2009.

58）Jwa J, et al.：Risk of major congenital anomalies after assisted hatching：analysis of three-year data from the national assisted reproduction registry in Japan. Fertil Steril, 104：71-78, 2015.

59）Kissin DM, et al.：Assisted hatching：trends and pregnancy outcomes, United States, 2000-2010. Fertil Steril, 102：795-801, 2014.

60）Friedler S, et al.：The role of ultrasonography in the evaluation of endometrial receptivity following assisted reproductive treatments：a critical review. Hum Reprod Update, 2：323-335, 1996.

61）Weissman A, et al.：The detrimental effect of increased endometrial thickness on implantation and pregnancy rates and outcome in an in vitro fertilization program. Fertil Steril, 71：147-149, 1999.

62）Bazer FW, et al.：Novel pathway for implantation and establishment and maintenance of pregnancy in mammals. Mol Hum Reprod, 16：135-152, 2010.

63）Almog B, et al.：Promoting implantation by local injury to the endometrium. Fertil Steril, 94：2026-2029, 2010.

64）Nastri CO, et al.：Endometrial injury in women undergoing assisted reproductive techniques. Cochrane Database Syst Rev, 22：CD009517, 2015.

65）Simón C, et al.：Scratching beneath 'The Scratching Case'：systematic reviews and meta-analyses, the back door for evidence-based medicine. Hum Reprod, 29：1618-1621, 2014.

66）Kitaya K, et al.：Live birth rate following oral antibiotic treatment for chronic endometritis in infertile women with repeated implantation failure. Am J Reprod Immuol, 78：doi：10.1111/aji.12719. Epub 2017 Jun 13, 2017.

67）Practice Committee of the Society for Assisted Reproductive Technology：Guidance on the limits to the number of embryos to transfer：a committee opinion. Fertil Steril, 107：901-903, 2017.

68）Purcell KJ, et al.：Bed rest after embryo transfer：a randomized controlled trial. Fertil Steril, 87：1322-1326, 2007.

69）日本産科婦人科学会：登録・調査小委員会ホームページ「ART データブック 2020 年」, 2022.

70）Pinborg A, et al.：Danish national controlled cohort study on neonatal outcome of 1267 children born after transfer of cryopreserved IVF and ICSI embryos in 1995 to 2006. Hum Reprod, 26, 2008.

71）Ishihara O, et al.：Impact of frozen-thawed single-blastocyst transfer on maternal and neonatal outcome：an analysis of 277,042 single-embryo transfer cycles from 2008 to 2010 in Japan：Fertil Steril, 101：128-133, 2014.

72）Sha T, et al.：Pregnancy-related complications and perinatal outcomes resulting from transfer of cryopreserved versus fresh embryos in vitro fertilization：a meta-analysis. Fertil Steril, 109：330-342, 2018.

73）宗　修平, ほか：凍結融解胚移植における臨床的癒着胎盤リスク因子の探索. 日受精着床会誌, 36：120-127, 2019.

74）Mackens S, et al.：Frozen embryo transfer：a review on the optimal endometrial preparation and timing. Hum Reprod, 32：2234-2242, 2017.

75）日本産科婦人科学会／日本産婦人科医会：産婦人科診療ガイドライン ─ 婦人科外来編 2020. p.154, 日本産科婦人科学会, 2020.

76）Clark AM, et al.：Weight loss in obese infertile woman results in improvement in reproductive outcome for all forms of fertility treatment. Hum Reprod, 13：1502-1505, 1998.

77）Tang T, et al.：The use of metformin for women with PCOS undergoing IVF treatment. Hum Reprod, 21：1416-1425, 2006.

78）久保田俊郎, ほか：生殖・内分泌委員会報告（「本邦における多嚢胞性卵巣症候群の治療法に関する治療指針作成のための小委員会」報告）. 日産婦誌, 61：902-912, 2009.

79）Ito C, et al.：A prospective evaluation of the effects of salpingectomy on endometrial lymphocyte clusters in patients with hydrosalpinges. Fertil Steril, 82：149-153, 2004.

80）Varasteh NN, et al.：Pregnancy rates after hysteroscopic polypectomy and myomectomy in infertile woman. Obstet Gynecol, 94：168-171, 1999.

81）Pérez-Medina T, et al.：Endometrial polyps and their implication in the pregnancy rates of patients undergoing intrauterine insemination：a prospective, randomized study. Hum Reprod, 20：1632-1635, 2005.

82）Kuroda K, et al.：Analysis of the therapeutic effects of hysteroscopic polypectomy with and without doxycycline treatment on chronic endometritis with endometrial polyps. Am J Reprod Immunol, 85：e13392, 2021.

83）Practice Committee of the American Society for Reproductive Medicine. Uterine septum：a guideline. Fertil Steril, 106：530-540, 2016.

84）Narita O, et al.：Plastic unification of a double uterus and the outcome of pregnancy. Surg Gynecol Obstet, 161：152-156, 1985.

85）Ohsawa M, et al.：Cyclic therapy resulted in pregnancy in premature ovarian failure. Obstet Gynecol, 66 (3 Suppl)：64S-67S, 1985.

86）都築知代, ほか：AMH 分泌値から見た Premature ovarian failure の妊娠例の検討. 日受精着床会誌, 33：1-5,

2016.

87）楢原久司：研修コーナー；E-3. 内分泌疾患. 日産婦誌, 62：N3-N8, 2010.

88）Practice Committee of the American Society for Reproductive Medicine. Endometriosis and infertility：a committee opinion. Fertil Steril, 98：591-598, 2012.

89）Dunselman GA, et al.：ESHRE guideline：management of woman with endometriosis. Hum Reprod, 29：400-412, 2014.

90）Iwase A, et al.：Assessment of ovarian reserve using anti-Müllerian hormone levels in benign gynecologic conditions and surgical interventions：a systematic narrative review. Reprod Biol Endocrinol, 12：125, 2014.

91）Zondervan KT, et al.：Endometrosis. Nat Rev Dis Primers, 4：9, 2019.

92）日本産科婦人科学会 編：子宮内膜症取扱い規約 第2部 診療編 第3版. p.26, 金原出版, 2021.

93）Nakamura K, et al.：Menotropin stimulation after prolonged gonadotropin releasing hormone agonist pretreatment for in vitro fertilization in patient with endometriosis. J Assist Reprod Genet, 9：113-117, 1992

94）Tso LO, et al.：Metformin treatment before and during IVF or ICSI in women with polycystic ovary syndrome. Cochrane Database Syst Rev, 11：CD006105, 2014.

95）苛原　稔, ほか：平成20年度生殖・内分泌委員会報告（卵巣過剰刺激症候群の管理方針と防止のための留意事項）. 日産婦誌, 61：1138-1145, 2009.

96）Stone J, et al.：Contemporary outcomes with the latest 1000 cases of multifetal pregnancy reduction (MPR). Am J Obstet Gynecol, 199：406, e1-4, 2008.

97）荒木重雄：ART に伴う embryo loss と流産. 産婦治療, 76：316-319, 1998.

98）石原 理, ほか：令和元年度倫理委員会 登録・調査小委員報告（2018年分の体外受精・胚移植等の臨床実施成績および2020年7月における登録施設名）. 日産婦誌, 72：1229-1249, 2020.

99）片桐由起子, ほか：令和2年度倫理委員会 登録・調査小委員報告（2019年分の体外受精・胚移植等の臨床実施成績および2021年7月における登録施設名）. 日産婦誌, 73：1089-1110, 2021.

100）片桐由起子, ほか：令和3年度倫理委員会 登録・調査小委員報告（2020年分の体外受精・胚移植等の臨床実施成績および2022年7月における登録施設名）. 日産婦誌, 74：1408-1429, 2022.

101）European IVF-monitoring Consortium (EIM) for the Eurpean Society of Human Reproduction and Embryology (ESHRE), Wyns C, et al.：ART in Europe, 2017：results generated from European registries by ESHRE. Hum Reprod Open, 3：hoab026, 2021.

102）National Center for Chronic Disease Prevention and Health Promotion：2019 assisted reproductive technology national summary report, 2021.

103）Weksberg R, et al.：Workshop report：evaluation of genetic and epigenetic risks associated with assisted reproductive technologies and infertility. Fertil Steril, 88：27-31, 2007.

104）Reefhuis J, et al.：Assisted reproductive technology and major structural birth defects in the United States and the National Birth Defects Prevention Study. Hum Reprod, 24：360-366, 2009.

105）Bonduelle M, et al.：A multi-centre cohort study of the physical health of 5 year-old-children conceived after intracytoplasmic sperm injection, in vitro fertilization and natural conception. Hum Reprod, 20：413-419, 2005.

106）Sutcliffe AG, et al.：Assisted reproductive therapies and imprinting disorders－a preliminary British survey. Hum Reprod, 21：1009-1011, 2006.

107）Foresta C, et al.：Prognostic value of Y delection analysis. The role of current methods. Hum Reprod, 16：1543-1547, 2001.

108）Palermo GD, et al.：Chromosome analysis of epididymal and testicular sperm in azoospermic patients under going ICSI. Hum Reprod, 17：570-575, 2002.

109）Bonduelle M, et al.：Incidence of chromosomal aberrations in children born after assisted reproduction through intracytoplasmic sperm injection. Hum Reprod, 13：781-782, 1998.

110）齊藤英和, ほか：平成27年度倫理委員会 登録・調査小委員会報告（2014年分の体外受精・胚移植等の臨床実施成績および2016年7月における登録施設名）. 日産婦誌, 68：2077-2122, 2016.

111）齊藤英和, ほか：平成28年度倫理委員会 登録・調査小委員会報告（2015年分の体外受精・胚移植等の臨床実施成績および2017年7月における登録施設名）. 日産婦誌, 69：1841-1915, 2017.

112）齊藤英和, ほか：平成29年度倫理委員会 登録・調査小委員会報告（2016年分の体外受精・胚移植等の臨床実施成績および2018年7月における登録施設名）. 日産婦誌, 70：1817-1876, 2018.

113）Handyside A, et al.：Pregnancies from biopsied human preimplantation embryos sexed by Y-specific DNA amplification. Nature, 344：768-770, 1990.

114）Simón C, et al.：A 5-year multicentre randomized controlled trial comparing personalized, frozen and fresh blastocyst transfer in IVF. Reprod Biomed Online, 41：402-415, 2020.

115) Astride CO, et al.：Endometrial injury in women undergoing assisted reproductive techniques. Cochrane Database of Syst Rev：CD009517, 2015.

116) Sugiura-Ogasawara M, et al.：Adverse pregnancy and perinatal outcome in patients with recurrent pregnancy loss：Multiple imputation analyses with propensity score adjustment applied to a large-scale birth cohort of the Japan Environment and Children's Study. Am J Reprod Immunol, 81：e13072, 2019.

117) Sugiura-Ogasawara M, et al.：Abnormal embryonic karyotype is the most frequent cause of recurrent miscarriage. Hum Reprod, 27：2297-2303, 2012.

118) Branch DW, et al.：Recurrent miscarriage. N Engl J Med, 363：1740-1747, 2010.

119) Sugiura-Ogasawara M, et al.：Midline uterine defect size is correlated with miscarriage of euploid embryos in reccurent cases. Fertil Steril, 93：1983-1988, 2010.

120) 斎藤　滋, ほか：生殖・内分泌委員会〔ヒト生殖のロス（習慣流産等）に対する臨床実態の調査小委員会〕. 日産婦誌, 56：859-861, 2004.

121) Kristiansson P, et al.：Tumor incidence in Swedish women who gave birth following IVF treatment. Hum Reprod, 22：421-426, 2007.

122) Louise A, et al.：Ovulation induction and cancer risk. Fertil Steril, 83：261-274, 2005.

123) Sowers MR, et al.：Follicle stimulating hormone and its rate of change in defining menopause transition stages. J Clin Endocrinol Metab, 93：3958-3964, 2008.

124) Suganuma N, et al.：Uterus transplantation：Toward clinical application in Japan. Reprod Med Biol, 16：305-313, 2017.

125) Cohen J, et al.：Birth of infant after transfer of annucleate donor oocyte cytoplasm into recipient eggs. Lancet, 350：186-187, 1997.

126) 河村和弘：卵巣機能不全の新たな不妊治療法の開発：卵胞活性化療法（IVA：in vitro activation）〜卵子再生. 日産婦誌, 69：2233-2240, 2017.

127) 吉村泰典：生殖医療の進歩と問題. 産婦治療, 98：103-107, 2009.

その他（参考書籍）

• 鈴木秋悦 編：体外受精 Update. メジカルビュー社, 2001.
• 菅沼信彦：生殖医療 試験管ベビーから卵子提供・クローン技術まで. 名古屋大学出版会, 2001.
• 吉村泰典：生殖医療のあり方を問う. 診断と治療社, 2002.
• 荒木重雄 編著：生殖医療ジャーナルクラブ 2010〜2018. 国際医療技術研究所 IMT College.
• 鈴森　薫（訳）：生殖医療をめぐるバイオエシックス 生殖補助医療と遺伝学の接点：技術的・社会的・倫理的ならびに法的諸問題. メジカルビュー社, 2009.
• 日本生殖医学会 編：生殖医療の必修知識. 日本生殖医学会, 2020.
• 岡田　弘：男を維持する「精子力」. ブックマン社, 2013.
• 石原　理：ゲノムの子 ― 世界と日本の生殖最前線. 集英社, 2022.

参考資料 ┈┈┈┈┈┈┈┈┈┈┈┈┈┈┈┈┈┈┈┈┈┈┈┈┈┈┈┈┈┈┈┈┈┈┈┈┈

ホルモンの種類と説明

1. 性腺刺激ホルモン（ゴナドトロピン）の種類

① 下垂体性性腺刺激ホルモン（ヒト下垂体性ゴナドトロピン［hPG］）

　卵胞刺激ホルモン（FSH）と黄体化ホルモン（LH）とがあります．FSHとLHは，視床下部から分泌される性腺刺激ホルモン放出ホルモン（GnRH）の刺激を受けて下垂体前葉から分泌され，FSHは卵胞の発育を，LHは成熟した卵胞を排卵させ黄体化する作用をもっています．

② 絨毛性性腺刺激ホルモン（ヒト絨毛性ゴナドトロピン［hCG］）

　胎盤の絨毛細胞から分泌され，卵巣を刺激して排卵，黄体化作用を有し，また，性ホルモンの分泌を通じて妊娠を維持する作用をもっています．

2. 排卵誘発剤（hMG，FSH，rec-FSH，hCG）

① ヒト閉経期性腺刺激ホルモン（ヒト閉経期ゴナドトロピン［hMG］）剤

　hMG剤は閉経後の女性の尿から精製され，FSHとLHよりなっています．1960年，ルーネンフェルドによって開発され，臨床応用されました．それ以前は1958年にゲムツェルによってヒト下垂体から抽出された性腺刺激ホルモンが臨床応用されていました．

② 卵胞刺激ホルモン（FSH）剤

　hMG剤と同じ閉経後の女性尿由来のFSH剤と，遺伝子組換え（リコンビナント）のrec-FSH剤があります．尿由来のFSH剤はhMGをさらに純化精製して，LHと尿由来夾雑物を可及的に除いて作製される製剤で，フォリルモン®Pなどが発売されています．

③ 遺伝子組換え型卵胞刺激ホルモン（rec-FSH）剤

　ホリトロピン アルファ（ゴナールエフ®）とホリトロピン デルタ（レコベル®）の両剤が発売されています．LHの混入はほとんどなく，製品ロット間のばらつきも少なくなっています．高純度であるため，生物活性は高いとされています．もう1つの長所として，ペンタイプで自己注射が簡便なため，遠方からの通院者には利便性があります．短所としては，発売されたばかりで高額です．

　自己注射の際，注射器としてバイアル型とペン型の2種類があります．自己注射を選択した場合，医師，看護師により注射手技の指導を受け，動画の視聴も併せて行うことで，ほとんどの人で安心，安全に行うことが可能です．

④ ヒト絨毛性性腺刺激ホルモン（hCG）剤

　卵胞に働き，排卵，卵子の成熟，黄体の形成作用を示します．また，黄体に作用すると卵胞ホルモン・黄体ホルモンを分泌し，妊娠の維持に効きます．

3. 調節卵巣刺激（COS）

　多数の卵子を採卵する目的で，上記の排卵誘発剤を用いて行う卵巣刺激法のことをいいます．

4. 性腺刺激ホルモン放出ホルモン（ゴナドトロピン放出ホルモン［GnRH］）

　視床下部から分泌され，下垂体門脈を経て，下垂体前葉からのFSH，LHの分泌を調節しているホルモンです．黄体化ホルモン放出ホルモン（LHRH）ともいいます．GnRHは10個のアミノ酸よりなるペプチドで，このアミノ酸を他のアミノ酸と置換して，生物活性や半減期を変化さ

せ，アゴニスト（作動薬）とアンタゴニスト（抑制薬）が合成されました．LHの放出を抑制し，体外受精では早期黄体化や排卵を抑制することを目的に使用されます．

① GnRH アゴニスト剤

アゴニスト剤の投与により一過性に下垂体からFSH，LHが分泌されますが，そのまま使用を続けていくとFSH，LH分泌は次第に低下し（ダウンレギュレーション），排卵や早期黄体化を抑制します．ブセレリン（スプレキュア®），ナファレリン（ナサニール®），注射薬としてリュープロレリン（リュープリン®），ゴセレリン（ゾラデックス®）などの商品が発売されています．

② GnRH アンタゴニスト剤

投与開始後速やかに下垂体前葉に働いてFSH，LHの放出を抑制する作用をもっています．セトロレリクス（セトロタイド®），ガニレリクス（ガニレスト®）などの注射薬が発売されています．

5. フィードバックシステム

卵胞ホルモンや黄体ホルモンなどの性ホルモンの変動によって，hPGとさらにその上位のGnRHが低下したり上昇したりして，視床下部－下垂体－卵巣系の調節機構が働いているシステムを指します（p.17の**図8**を参照）．

6. 卵巣ホルモン

① 卵胞ホルモン（エストロゲン）

エストロゲンにはエストロン（E_1），エストラジオール（E_2），エストリオール（E_3）などがあります．通常の診療ではエストラジオール（E_2）が測定され，卵胞の発育，数などを推測します．

② 黄体ホルモン（プロゲステロン［P_4］）

排卵後に形成される黄体から分泌される黄体ホルモンを測定して黄体機能，妊娠後の胎盤機能を評価します．

7. 男性ホルモン

精巣から分泌される性ホルモンとして，テストステロンとアンドロステンジオン，副腎から分泌される性ホルモンとして，デヒドロエピアンドロステロン（DHEA）があります．

① デヒドロエピアンドロステロン硫酸（DHEA-S）

副腎から産生されるホルモンで，男性ホルモンの中でも主要なものです．DHEA-Sが異常高値を示すものにクッシング病，先天性副腎過形成などがあります．また，女性不妊の原因にもなり，多毛，無排卵などを起こします．

hMG / FSH / hCG 剤一覧

分類	商品名	一般名	FSH/LH比	単位 (IU)*	メーカー名	保険適用
hMG ★閉経後女性の尿由来	HMG注射用「フェリング」	ヒト下垂体性性腺刺激ホルモン	1:1	75/150	フェリング・ファーマ	間脳性(視床下部性) 無月経・下垂体性無月経の排卵誘発
	HMG注射用「F」		1:0.33	75/150	富士製薬工業	生殖補助医療における調節卵巣刺激
	HMG注用「あすか」		1:0.33	75/150	あすか製薬	
FSH ★尿由来の卵胞刺激ホルモン	uFSH注用「あすか」	精製下垂体性性腺刺激ホルモン	1:0.0053	75/150	あすか製薬	間脳性(視床下部性) 無月経・下垂体性無月経の排卵誘発 (多嚢胞性卵巣症候群の場合を含む)
	フォリルモンP注		1:0.0053	75/150	富士製薬工業	生殖補助医療における調節卵巣刺激
FSH ★遺伝子組換えの卵胞刺激ホルモン	ゴナールエフ皮下注ペン	ホリトロピン アルファ(遺伝子組換え)	1:0	300/450/900	メルクバイオファーマ	生殖補助医療における調節卵巣刺激 視床下部-下垂体機能障害または多嚢胞性卵巣症候群に伴う無排卵または希発排卵における排卵誘発
	レコベル皮下注ペン	ホリトロピン デルタ(遺伝子組換え)	1:0	12μg/36μg/72μg	フェリング・ファーマ	生殖補助医療における調節卵巣刺激
hCG ★胎盤から分泌されるヒト絨毛性性腺刺激ホルモン(ヒト絨毛性ゴナドトロピン)	注射用HCG「F」	ヒト絨毛性性腺刺激ホルモン		3,000/5,000/10,000	富士製薬工業	生殖補助医療における卵胞成熟および黄体化
	HCGモチダ筋注用			3,000/5,000/10,000	持田製薬	生殖補助医療における黄体補充
	ゴナトロピン筋注用			1,000/3,000	あすか製薬	一般不妊治療における排卵誘発および黄体化
	ゴナトロピン注用			5,000		
hCG ★遺伝子組換えのヒト絨毛性性腺刺激ホルモン	オビドレル皮下注シリンジ250μg	コリオゴナドトロピン アルファ(遺伝子組換え)		250μg	メルクバイオファーマ	生殖補助医療における卵胞成熟および黄体化 視床下部-下垂体機能障害に伴う無排卵または希発排卵における排卵誘発または黄体化

＊：レコベル皮下注ペン、オビドレル皮下注シリンジを除く製品の単位 (2022年4月現在)

黄体ホルモン剤／卵胞ホルモン剤一覧

分類	商品名	一般名	メーカー名	保険適用
プロゲステロン製剤	デュファストン錠5 mg	ジドロゲステロン	マイランEPD合同会社	生殖補助医療における周期調整 生殖補助医療における黄体ホルモン併用調節卵巣刺激法 生殖補助医療における黄体補充 黄体機能不全による不妊症
	ヒスロン錠5	メドロキシプロゲステロン酢酸エステル	協和キリン	生殖補助医療における周期調整 生殖補助医療における黄体ホルモン併用調節卵巣刺激法 生殖補助医療における黄体補充 黄体機能不全による不妊症
	ルトラール錠2 mg	クロルマジノン酢酸エステル	富士製薬工業	生殖補助医療における周期調整 生殖補助医療における黄体補充 黄体機能不全による不妊症
	ノアルテン錠（5 mg）	ノルエチステロン	富士製薬工業	生殖補助医療における周期調整 黄体機能不全による不妊症
	ルティナス腟錠100 mg	プロゲステロン	フェリング・ファーマ	生殖補助医療における黄体補充
	ウトロゲスタン腟用カプセル200 mg		富士製薬工業	
	ルテウム腟用坐剤400 mg		あすか製薬	
	ワンクリノン腟用ゲル90 mg		メルクバイオファーマ	
エストロゲン製剤	ジュリナ錠0.5 mg	エストラジオール	バイエル薬品	生殖補助医療における周期調整 凍結融解胚移植におけるホルモン補充周期
	エストラーナテープ0.72 mg		久光製薬	
	ディビゲル1 mg		サンファーマ	
	ル・エストロジェル0.06%		富士製薬工業	

164

不妊治療費一覧（2022 年 4 月より保険適用 / 患者負担額：3 割）

一般不妊治療管理料：750 円（3 か月に 1 回）
　　　　人工授精：5,460 円

生殖補助医療管理料：900 円（相談対応の専任者を配置）（1 か月に 1 回）
　　　　　　　　　　750 円（上記以外）
　　　排卵誘発：約 10,000〜20,000 円
　　　超音波，ホルモン検査：1 回約 4,000 円（1 周期 3 回程度）
　　　抗ミュラー管ホルモン（AMH）：1,800 円（6 か月に 1 回）

採 卵	採卵術		9,600 円
	1 個の場合		7,200 円（合計 16,800 円）
	2〜5 個までの場合		10,800 円（合計 20,400 円）
	6〜9 個までの場合		16,500 円（合計 26,100 円）
	10 個以上の場合		21,600 円（合計 31,200 円）
受 精	体外受精（媒精）		12,600 円（個数にかかわらず）
	顕微授精	1 個の場合	14,400 円
		2〜5 個までの場合	20,400 円
		6〜9 個までの場合	30,000 円
		10 個以上の場合	38,400 円
	スプリット法		6,300 円（媒精の半分）＋ 顕微授精代
	卵子活性化処理（卵子調整加算）		3,000 円
	TESE 精子使用の場合（採取精子調整加算）		15,000 円
受精卵・胚培養	1 個の場合		13,500 円
	2〜5 個までの場合		18,000 円
	6〜9 個までの場合		25,200 円
	10 個以上の場合		31,500 円
胚盤胞加算	1 個の場合		4,500 円
	2〜5 個までの場合		6,000 円
	6〜9 個までの場合		7,500 円
	10 個以上の場合		9,000 円
胚移植	新鮮胚移植		22,500 円
	凍結融解胚移植		36,000 円
	アシスティッドハッチング（AH）を実施した場合		3,000 円
	高濃度ヒアルロン酸含有培養液を用いた場合		3,000 円
胚凍結保存	導入時	1 個の場合	15,000 円
		2〜5 個までの場合	21,000 円
		6〜9 個までの場合	30,600 円
		10 個以上の場合	39,000 円
	胚凍結保存維持管理料（1 年に 1 回，3 年を限度）		10,500 円

知っておきたい不妊治療関連の略語

AFC antral follicle count
胞状卵胞数

AH assisted hatching
補助孵化（アシスティッドハッチング）

AID artificial insemination with donor's semen
提供精子を用いた人工授精

AIH artificial insemination with husband's semen
配偶者間人工授精

AMH anti-Müllerian hormone
抗ミュラー管ホルモン

ART assisted reproductive technology
生殖補助医療（技術）

BBT basal body temperature
基礎体温

BT blastocyst transfer
胚盤胞移植

COS controlled ovarian stimulation
調節卵巣刺激

E₂ estradiol
エストラジオール（卵胞ホルモン）

ED erectile dysfunction
勃起障害

ET embryo transfer
胚移植

FET frozen/thawed embryo transfer
凍結融解胚移植

FSH follicle stimulating hormone
卵胞刺激ホルモン

GIFT gamete intrafallopian transfer
配偶子卵管内移植

GnRH gonadotropin releasing hormone
性腺刺激ホルモン（ゴナドトロピン）放出ホルモン

hCG human chorionic gonadotropin
絨毛性性腺刺激ホルモン

hMG human menopausal gonadotropin
閉経期性腺刺激ホルモン

HOST hypoosmotic swelling test
精子膨化試験

hPG human pituitary gonadotropin
下垂体性性腺刺激ホルモン

HSG hysterosalpingography
子宮卵管造影検査

ICM inner cell mass
内細胞塊

ICSI intracytoplasmic sperm injection
卵細胞質内精子注入法

IVA in vitro activation
卵胞活性化療法

IVF in vitro fertilization
体外受精

LEP low dose estrogen progestin
低用量卵胞ホルモン・黄体ホルモン配合剤

LH luteinizing hormone
黄体化ホルモン

MESA microsurgical epididymal sperm aspiration
顕微鏡下精巣上体精子吸引法

NIPT non-invasive prenatal genetic testing
母体血胎児染色体検査

OC oral contraceptive
経口避妊薬

OHSS ovarian hyperstimulation syndrome
卵巣過剰刺激症候群

P₄ progesterone
プロゲステロン（黄体ホルモン）

PCOS polycystic ovary syndrome
多嚢胞性卵巣症候群

PGT - A preimplantation genetic testing for aneuploidy
着床前胚染色体異数性検査

POI premature ovarian insufficiency
早発卵巣不全

PRL prolactin
プロラクチン（乳汁分泌ホルモン）

RIF repeated implantation failure
反復着床不全

TE trophectoderm
栄養外胚葉

TESE testicular sperm extraction
精巣内精子回収法

ZIFT zygote intrafallopian transfer
接合子卵管内移植

索　引

＊太字は，重要な記載のあるページを示す．

日本語

筋層内筋腫 ➡「子宮筋層内筋腫」へ

外国語

著者紹介

成田　収
なりた　おさむ

▶ 略　歴

1959年　名古屋大学医学部 卒業
1963年　名古屋大学医学部大学院 修了
1964年　医学博士学位 取得
1977年　名古屋大学医学部 講師
1980年　名古屋大学医学部 助教授
1991年　名古屋大学医学部 助教授 退任
　　　　医療法人成田育成会 成田病院 理事長・院長
2003年　医療法人成田育成会 成田病院 理事長
2019年　医療法人成田育成会 成田産婦人科 理事長，現在に至る

▶ 所属学会，資格など

日本産科婦人科学会 産婦人科専門医
日本生殖医学会（旧・日本不妊学会）生殖医療専門医・指導医
日本産科婦人科学会功労会員
日本生殖医学会功労会員
日本内分泌学会功労評議員
日本受精着床学会評議員

▶ 主な著作物

『産婦人科治療ハンドブック』（南山堂，1988年，分担執筆）
『新婦人科学』（南山堂，1991年，分担執筆）
『体外受精の手ほどき』ビデオ（東海テレビプロダクション）
『開業医の行う体外受精』ビデオ（東海テレビプロダクション）

伊藤　知華子
いとう　ちかこ

▶ 略　歴

1990年　藤田保健衛生大学（現・藤田医科大学）医学部 卒業
1992年　名古屋第二赤十字病院 産婦人科
1993年　医療法人成田育成会 成田病院 産婦人科
　　　　名古屋大学医学部産婦人科 研究生
1997年　米国サウスカロライナ医科大学 生殖遺伝学研究室 フェロー
1999年　医療法人成田育成会 成田病院 産婦人科
2005年　医学博士学位 取得
2008年　医療法人成田育成会 セントソフィアクリニック 院長，現在に至る

▶ 所属学会，資格など

日本産科婦人科学会 産婦人科専門医
日本生殖医学会 生殖医療専門医・指導医
日本がん・生殖医療学会
日本産科婦人科遺伝診療学会
日本受精着床学会
日本産科婦人科内視鏡学会
日本女性医学学会

未来の赤ちゃんに出会うために
不妊治療・体外受精のすすめ

2010 年 9 月 5 日　1 版 1 刷	©2023
2019 年 4 月 19 日　3 版 1 刷	
2023 年 3 月 1 日　4 版 1 刷	

著　者
なりた　おさむ　　いとうちかこ
成田　収　　伊藤知華子

発行者
株式会社 南山堂　代表者 鈴木幹太
〒113-0034　東京都文京区湯島 4-1-11
TEL 代表 03-5689-7850　　www.nanzando.com

ISBN 978-4-525-33174-0